KB124971

암완치로
여행하는
우리를 위한
안내서

이 책을 암 완치 여행에 동행해준 아내 김지윤에게 바칩니다.

암완치로
여행하는
우리를 위한
안내서

정영훈(KBS 기자) 지음 | 문정해(가정의학과 전문의) 감수

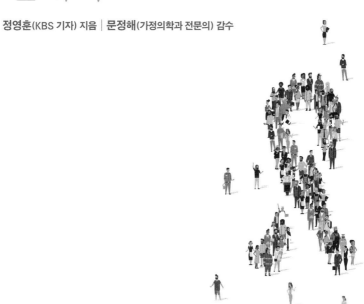

중앙생활사

들어가는 말

저는 2018년 9월 혈액암의 일종인 림프종 진단을 받았습니다. 혈액암은 백혈병 정도만 알고 있었는데 이름도 처음 들어본 림프종, 그것도 4기라니 충격적이었습니다. 급성이고 공격적인 암 형태라고 하여 최대한 빨리 입원해서 바로 항암 치료에 들어갔습니다. 물론 정확한 암의 종류와 치료법을 파악하기 위해 종양을 떼어내서 조직검사도 거쳤습니다. 6차례의 항암 치료와 6번의 예방적 척수 항암 치료, 그리고 17번의 방사선 치료를 모두 마치고 나니 다행히 눈에 보이는 암은 사라졌습니다. 그 후 6개월마다 CT 촬영과 혈액검사를 통해 추적 관찰을 했습니다.

2023년 7월, 주치의인 서울성모병원 혈액종양내과 조석구 교수님은 발병 5년 차 검사 결과를 전하는 자리에서 저에게 더는 병원을 방문하지 않아도 된다고 말했습니다. 암 완치로의 여행이 끝나는 순간입니다.

 암에 걸렸을 때의 당황스러움은 누구나 마찬가지일 것입니다. 저 역시 내 병을 알기 위해 관련 서적을 닥치는 대로 구입해 읽었고, 검색은 입원 중에도 습관화됐습니다. 암 카페도 가입해 정보를 교환했습니다. 그런데 아쉬움이 컸습니다. 제가 궁금한 것이나 암 카페 회원들이 궁금한 것은 대부분 비슷했습니다. 그중 '항암 치료의 부작용을 겪고 있는데 어찌해야 하나'라는 질문이 가장 많았습니다. 치료 방향과 예후에 대한 걱정도 많았습니다. 치료가 끝나 이른바 암 생존자로 분류되면 이후 재발을 막기 위한 여정은 망망대해 앞에 돛단배를 저어 가는 것처럼 막막해했습니다.

 제가 암을 겪으며 생각했던 개인적인 고통과 마음의 변화, 그리고 다시 찾은 삶의 희망은 앞서 《살아 있다는 달콤한 말》이라는 에세이로 묶어 냈습니다. 그러나 그것으로는 부족했습니다. 암을 여행하는 과정에서 건져 올린 정보를 그냥 두기에는 너무 아까웠습니다. 그래서 새롭게 정리하는 시간을 가졌습니다. 천천히 되돌아보고, 책을 다시 읽고, 정보를 검색해서 모았습니다.

그런 시간을 거쳐 이번에 다시 한 권으로 묶어보았습니다.

대부분의 암 체험기는 개인의 경험과 체험 위주로 돼 있어서 정서적인 공감을 얻을 순 있었지만 객관적인 정보를 얻기에는 부족했습니다. 반면 의사가 저자인 책은 환자의 입장에서는 조금 어렵고 공감하기에는 다소 거리감도 느껴진다는 하소연을 암 카페에서 접할 수 있었습니다. 실제로 항암 치료 부작용이 생겼을 때 가장 많이 들었던 말은 "시간이 지나면 괜찮아진다" 였습니다. 그러나 환자의 입장이 되면 당장의 고통은 궁금하고 또 해결해야 할 문제입니다.

그래서 암을 경험한 환자의 관점에서, 그동안 겪었던 일들을 바탕으로 객관적인 정보를 수집하고 종합해 암을 여행하는 우리들의 안내서를 쓰고 싶었습니다. 책 제목은 《은하수를 여행하는 히치하이커를 위한 안내서》라는 SF 소설에서 착안했습니다.
《은하수를 여행하는 히치하이커를 위한 안내서》의 표지에는 "당황하지 마시오 Don't Panic"라고 써있습니다. 우주를 처음 여행한다면 공포스럽고 막막할 수 있습니다. 암에 처음 걸렸을 때의 그 마음과 다르지 않을 것입니다. 모든 여행에는 안내서가 필요하듯 이 책도 암 완치로 가는 지도가 되고 싶습니다.

1부는 항암 치료의 부작용을 중심으로 암 환자들이 갖는 궁금증부터 썼습니다. 사실 암을 진단받고 나면 무한열차를 타듯 수술, 항암 치료, 방사선 치료라는 객차에 정신없이 올라타게 됩니다. 그리고 아무것도 준비되지 않은 채 몸은 모든 치료를 받아들입니다. 그리고 수많은 부작용을 겪습니다. 사실 환자가 선택할 수 있는 치료 방법은 극히 제한돼 있습니다. 완치가 가능한지, 기대 수명이 얼마인지는 주치의가 간단하게나마 우선 설명해 줍니다. 그런 뒤 이러이러한 치료 방법을 따르라고 안내받습니다. 그때 환자인 제가 현실적으로 가장 먼저 궁금한 것은 당장 항암 치료 부작용이라는 급한 불부터 끄는 방법이었습니다. 그래서 저는 이 책에서 다른 암 서적과는 달리 항암 치료의 부작용에 대한 이야기부터 시작합니다. 그리고 치료 중에 생기는 궁금증에 답도 담았습니다.

2부는 암 자체에 관한 지식입니다. 자신이 걸린 암에 대해 조금이나마 더 알아야 하는 이유는 분명합니다. 그래야 주치의와의 대화가 더 밀도 있고 깊이 있게 됩니다. 5분 남짓한 진료실에서의 짧은 대화에서 환자와 보호자가 자신이 걸린 암과 자신의 몸 상태를 최대한 많이 알고 있다면 꼭 필요한 질문만 할 수 있게 되겠죠. 그렇게 되어야 더 나은 대안을 주치의와 함께 고민할 수 있습니다.

그렇다고 해서 이 작은 책에 암의 모든 방대한 내용을 남을 수는 없습니다. 그냥 이 책을 제가 암을 여행하며 공부한 노트라고 봐주시면 좋겠습니다. 저 자신이 혈액암 표적치료제인 리툭시맙으로 치료받았고, 재발 우려도 크다 보니 다른 표적항암제와 면역항암제 등 보다 진보된 치료법에 관심이 커졌습니다. 주변의 암 환우와 보호자들과 이야기할 기회도 늘어 고형암에 대한 관심도 커졌습니다.

제가 공부했던 것처럼 우리가 자신에게 맞는 최신 치료법을 찾아보고 알아가다 보면 완치라는 여행의 종착지까지 스스로 최단 거리의 지도를 그려낼 수 있을 것임을 확신합니다.

3부는 암 치료 중, 그리고 그 이후 어떻게 살아갈 것인가에 대한 내용입니다. 모든 암 환자는 어느 정도 재발의 위험을 갖고 있습니다. 그리고 그것이 가장 두렵습니다. 재발할 때는 이미 항암제에 내성이 생겨 치료가 처음보다 쉽지 않기 때문입니다. 또

한 재발은 보통 전이를 동반하기에 더 어려울 수 있습니다.

재발을 막기 위한 방법은 현재 주류 의학에는 많지 않습니다. 저도 완전관해 이후 치료받는 병원에서 6개월마다 CT와 혈액 검사를 하는 것이 전부입니다.

암 환자는 재발뿐만 아니라 2차 암 위험도 커집니다. 이미 발암물질인 항암제를 맞았기 때문에 전혀 다른 종류의 암이 생길 확률이 2배에서 최대 4배 이상 많기 때문입니다. CT와 PET CT 등 방사선에도 일반인보다 많이 노출돼 더욱 그렇습니다.

그래서 제 나름대로 해나간, 재발을 막기 위한 노력은 암 대사 치료와 면역요법, 그리고 식이·운동 요법 등 생활 습관 교정 등 이었습니다.

정답은 없습니다. 정답이 있으면 종합병원에서도 필수적으로 포함했겠죠. 우리는 단지 암이라는 넓은 우주를 여행할 뿐입니다. 완치라는 목적지는 있는데 가는 방법은 우주의 수많은 별처럼 많고 복잡할 수도 있습니다. 그저 조금씩 알아가는 과정을 통해 하루하루 노력하는 것만이 나약하지만 아름다운 인간이 할 수 있는 일이 아닐까 합니다.

이 책은 처음부터 죽 읽어가는 책이 아닌 관심이 있는 항목, 환자 본인과 연관된 항목을 찾아보는 방향으로 집필했습니다. 이 때문에 다소 중복된 서술이 있지만 빼지 않고 그대로 뒀습니다. 대신 해당 부분만 읽어도 그 내용에 대해선 충분히 알 수 있도록 친절하게 쓰노록 노력했습니다.

그리고 가장 중요한 부분, 저는 의사가 아닙니다. 환자였고 그리고 기자인 암 생존자입니다. 그래서 제가 정리한 내용은 절대로 의사의 진료나 처방을 대신할 수 없습니다. 그럴 의도도 없습니다.

암을 치료해 주시는 주치의와 많이 대화하세요. 그리고 꼭 동네 주치의를 만드세요. 건강과 관련된 사소한 문제는 동네 주치의와 상의하다 보면 큰 치료까지도 도움을 받을 수 있습니다.

우리가 매일 대학병원을 찾아갈 수는 없습니다. 그래서 마음을 터놓을 수 있는 동네 의사가 꼭 필요합니다. 동네 주치의에게 모든 것을 상의하고, 필요하다면 소견서를 받아 암 주치의와 상의하세요. 저는 그렇게 하고 있습니다. 그렇게 이 끝을 알 수 없는 여행을 하루하루 해나가고 있습니다.

만나진 못했지만 당신을 응원합니다. 우리는 동반자입니다.

암 환우라는 말에 벗 우友자를 쓰는 이유가 거기에 있습니다. 함께 이겨내자고요. 우리는 혼자가 아닙니다. 가족과 친구와 의료진 그리고 얼굴은 모르지만 SNS에서 서로 응원하고 있지 않습니까. 부디 평안하시고 행복하세요.

암 관해 이후 지금까지의 건강관리는 물론 책의 감수를 맡아준 친구이자 동네 주치의인 연세휴가정의학과 문정해 원장께 무한한 감사를 드립니다. 그리고 이 시각 암 완치의 길을 따라 힘내어 걸어가고 있는 모든 환우와 그 보호자께 특별한 존경을 표합니다.

우리는 목적지에 도착할 것입니다. 함께 말입니다.

정영훈

차례

1부 항암 치료는 블랙홀이 아닙니다

한 걸음 더

3부 암 완치로의 여행, 그 끝을 향하여

한 걸음 더

1부

항암 치료는
블랙홀이 아닙니다

"우리는 답을 찾을 것입니다. 늘 그랬듯이 말입니다."

We will find a way. We always have.

– 영화 〈인터스텔라〉

기다렸던 수술을 끝내고 항암 치료를 받는 그 순간은 마치 검은 구멍으로 빨려 들어가는 블랙홀처럼 느껴질 수도 있습니다. 하지만 입구가 있으면 출구도 있는 법이며, 그 길을 먼저 걸어간 사람도 분명 있습니다. 바로 나보다 먼저 치료를 받은 선배 암 환우와 의료진이 그들입니다.

그렇기 때문에 내가 궁금하고 암담했던 상당 부분은 이미 답이 나와있는 경우가 대부분입니다. 그래서 저는 이 자리를 빌려 암에 걸렸다고 해도 묵묵히 참고 견뎌서는 안 된다는 말을 전하고 싶습니다. 질문은 환자와 보호자의 권리이기 때문에 항상 묻고 또 물어야 합니다. 물론 하나의 질문에 단 하나의 정답만 존재하지는 않습니다. 단지 예시일 뿐입니다.

그래서 저는 항암 치료를 받는 내내 의료진과 주변에 물었던 내용들을 이 책에 정리해 두었습니다. 무엇보다 내 앞에 다가온 암을 공부하고, 그렇게 기본지식을 갖춘 뒤 주치의와 끊임없이 상의하는 것이 나의 병을 치료해 나가는 데 도움이 됩니다.

그렇게 하나하나 해결해 나간다면 우리는 조금 더 빨리 블랙홀을 벗어나 새로운 우주, 우리가 원하는 건강한 그 순간을 맞이할 수 있을 것입니다. 우리가 늘 그래왔듯이 말입니다.

항암 치료 중에
코로나19 백신을 맞아도 될까

저는 항암 치료를 받는 도중 두 번의 폐렴을 앓았습니다. 아마도 항암 치료로 인해 호중구 수치가 떨어지는 면역력 약화 시기에 찬 공기를 맞아 폐렴에 걸린 것으로 보입니다. 다행히 항생제 투여로 폐렴 증상은 호전되었는데 그 이후로 전 항암 치료를 마친 뒤 폐렴 예방 백신을 맞아야겠다고 다짐하게 되었습니다. 실제로 방사선 치료까지 마치고 몸이 어느 정도 회복되고 난 뒤 동네 병원을 찾아 궁금한 점을 묻고 백신의 여러 정보를 들었습니다.

폐렴 백신에는 23가 다당 백신과 13가 단백 결합 백신, 이 두 가지 종류가 있다고 합니다. 질병관리청 예방접종도우미 사이트(nip.kdca.go.kr)에는 전신 악성 종양, 즉 암 환자, 백혈병·림프종·다발성 골수종 등의 혈액암 환자, 그리고 장기간 스테로이드 요법 및 방사선 치료를 받는 환자는 폐렴구균 백신 접종이 가능한 기저질환자로 명시돼 있습니다. 한마디로 암 환자는 폐렴 백신을 접종하라는 말입니다.

접종 시기 또한 자세히 설명하고 있는데 면역 억제 치료, 즉 항암 치료를 시작하기 최소 2주 전까지는 접종을 끝내야 한다고 말합니다. 만약 지금껏 폐렴 백신을 맞은 적이 없다면 13가 백신을 먼저 맞고 최소 8주가 지난 뒤 23가 백신을 추가 접종합니다. 그리고 5년 뒤에 23가 백신을 한 번 더 맞으면 됩니다. 저는 암에 걸리기 전, 이미 23가 백신을 맞았기 때문에 항암 치료를 모두 마치고 난 뒤에 13가 백신을 맞았습니다.

항암 치료 중에 맞는 모든 백신 주사는 그렇지 않은 경우보다 접종 후 항체 생성률이 낮지만, 그럼에도 예방 효과가 있는 것으로 증명돼 있습니다.

코로나19 백신 또한 마찬가지입니다. 대한종양내과학회는 2021년 3월 31일 〈암 환자의 코로나19 백신에 대한 잠정적 권고안〉을 발표했습니다. 이에 따르면 암 환자가 코로나19에 걸리면 중증도와 사망률이 높아지기 때문에 코로나19 백신의 우선 접종 대상자로 고려된다고 설명하고 있습니다. 이는 암 치료를 받는 중이거나, 치료를 마친 뒤 추적관찰 중이거나, 완치 판정을 받은 경우에도 동일하게 적용된다고 강조했습니다. 암 치료를 받고 있다면 코로나19 백신 접종을 미루지 말고 적극적으로 맞아야 한다는 말입니다.

만약 지금 표적항암제, 면역항암제, 호르몬 치료를 받고 있다고 하더라도 코로나19 백신을 접종할 수 있습니다. 단 조혈모세포 이식을 받는 경우라면 치료를 모두 마친 뒤 최소 3개월 이후에 코로나19 백신을 접종할 것을 학회에서 권고하고 있습니다. 또한 세포독성 항암제 사용으로 호중구 수치가 낮아졌을 때에도 백신 접종을 피해야 합니다. 호중구 수치가 정상일 때는 백신 접종을 해도 괜찮습니다.

하지만 이제 막 항암 치료를 시작했거나 항암 치료를 계획하고 있다면 백신을 맞기 전 반드시 환자의 몸, 질병 상태 등을 고려해 담당 주치의와 상의해 구체적인 접종 시기를 결정해야 합니다.

특정 제약 회사의 코로나19 백신 접종 이후 드물게 뇌정맥동혈전증이나 혈소판 감소성 혈전증의 부작용이 보고됐습니다. 만약 접종 후 복통, 흉통, 계속되는 두통, 시야장애 등의 증상이 나타난다면 응급실로 가거나 의료진과 상의해야 합니다. 암 치료 중이거나 체력이 떨어져 있는 암 환자라면 백신 접종 후 나타날 수도 있을 백신 부작용의 응급 상황을 대비하기 위해 주사를 맞은 뒤 병원에 몇 시간 동안 머물러 상태를 지켜보는 것이 좋습니다.

항암 치료 중인 사람의 코로나19를 포함한 모든 백신 접종 후의 부작용 대처 방법은 일반인과 동일합니다. 백신 접종을 하고 난 뒤 관절통, 발열 및 오한 증상이 나타난다면 아세트아미노펜 성분의 해열진통제 타이레놀을 복용할 수 있습니다. 제품명이 타이레놀이 아니라도 아세트아미노펜 성분이라면 효과는 같다고 질병관리청은 밝혔습니다. 식약처가 허가한 아세트아미노펜 성분의 해열진통제는 70개에 달해 타이레놀만 고집할 필요는 없습니다.

암 환자의 폐렴 발생 비율은 건강한 사람보다 3배 이상 높아 전 세계에 코로나19가 유행하는 이 상황에서는 코로나19 백신은 물론 독감, 즉 인플루엔자 백신과 폐렴 구균 백신 등과 같은 백신 주사를 맞는 일이 암 환자의 건강을 지키는 데 큰 도움이 됩니다. 대한감염학회는 암 환자의 경우 이외에도 뇌수막염 백신인 B형 헤모필루스균, 백일해·디프테리아·파상풍 백신인 Tdap 등의 백신 접종을 권고하고 있습니다.

대상포진 백신과 수두 백신, 홍역·볼거리(유행성 이하선염)·풍진 백신 MMR은 생백신이기에 주의해서 맞아야 합니다. 살아있는 바이러스나 세균을 약하게 만든 생백신 특성상 면역력이 떨어져 있는 사람은 해당 균이나 바이러스에 감염이 되기 쉽습니다. 그런 이유로 항암 치료를 받고 있거나 면역억제제를 복용하고 있다면 생백신 접종은 통상 치료 2주 전부터 치료가 끝나고 3개월 이후까지는 피하는 것이 일반적입니다. 무엇보다 어떤 백신 주사를 맞든 그 전에 주치의와의 상의가 반드시 필요합니다.

질병관리청은 2021년 4분기부터 암 환자와 면역저하자 등 고위험군부터 코로나19 백신 추가 접종, 즉 '부스터 샷'을 시행하도록 했습니다. 일반인은 접종 완료 6개월 이후에 추가 접종을 하지만 항체 생성률이 떨어질 수 있는 고위험군은 6개월 이전이라도 부스터 샷을 맞을 수 있습니다. 백신을 맞고도 코로나19에 감염되는 이른바 '돌파 감염'은 전체 접종자의 0.03%에 불과합니다. 접종을 마치면 중증화는 85%, 사망률은 97%까지 예방합니다.[1] 암 환자는 코로나19 백신이라는 방패가 반드시 필요합니다.

---

[1] https://news.kbs.co.kr/news/view.do?ncd=5262215

첫 항암 치료는
아픈가요

    인터넷에서 혈액암 환우 모임 사이트를 찾아 방문해 보면 "첫 항암 치료는 얼마나 아픈가요"라는 질문이 많습니다. 지금껏 경험하지 못한 미지의 영역이기에 처음 시작하는 항암 치료를 앞두고 두려운 마음이 드는 것은 당연합니다. 의사 역시 항암제를 맞아보지 않았기 때문에 환자의 경험을 통해 간접 경험을 할 뿐입니다.

    1차 항암 치료가 어떠한 신체적, 정신적 충격을 전해줄지는 일단 환자의 상태와 항암제의 종류에 따라 달라질 수밖에 없습니다. 표적항암제나 면역항암제는 일단 1세대 세포독성 항암제보다는 부작용이 덜하다고 알려져 있습니다. 표적항암제는 특정 유전자 변이나 신호체계를 공격하고, 면역항암제는 몸의 면역 체계를 활성화해 암을 치료하는 개념입니다. 이들 항암제는 아군과 적군을 가리지 않고 모든 세포를 죽이는 세포독성 항암제와는 달리 암세포만 골라서 죽이기 때문에 상대적으로 부작용이 적을 수밖에 없습니다.

저는 하루 동안 1세대 세포독성 항암제와 2세대 표적항암제를 모두 맞는 일정이었는데 표적항암제인 리툭시맙을 처음 맞을 때가 생각납니다. 항암제가 내 몸 안으로 들어올 때 심각한 주입 부작용을 겪어 온몸에 붉은 반점이 나타나고 호흡이 가빠지며 정신을 거의 잃었습니다. 급히 아드레날린과 항히스타민제, 스테로이드 등을 맞고 정신을 차릴 수 있었습니다.

항암제를 맞을 때는 주입 속도를 천천히 올려야 하지만 저는 항암제 부작용을 겪었기 때문에 6차 항암제를 맞을 때까지 거의 최저 주입 속도로 항암제를 맞아야만 했습니다. 물론 저와 같은 부작용 없이 최고 주입 속도로 맞는 분들도 많다고 들었습니다.

그뿐만 아니라 저는 이어서 맞는 세포독성 항암제인 빨간약이라 불리는 독소루비신과 빈크리스틴 등을 맞고 며칠 또는 몇 주 뒤에 발생하는 지연성 부작용을 겪었습니다.

독소루비신 항암제는 그 별명처럼 빨간색 약이라 그런지 주사로 항암제를 맞을 때 피가 내 몸속으로 들어가는 느낌을 받았습니다. 게다가 항암 주사를 맞은 뒤 바로 소변을 보면 소변이 빨간색이라 혈뇨인가 생각이 들어 깜짝 놀라곤 했습니다. 그만큼 독소루비신 항암제를 맞으면 항암제가 몸에서 빨리 돌고 빨리 소변으로 배출된다는 뜻이기도 할 것입니다. 하지만 저는 처음 맞은 리툭시맙 항암제에 몸이 나가떨어질 만큼 지쳤기 때문에 이후에 맞은 독소루비신 항암제가 얼마나 몸을 때리는지는 구분하기 어려웠습니다.

항암제를 맞고 난 뒤의 느낌은 사람마다 다르겠지만 저의 경우를 설명해 보자면 초대형 망치로 내 몸을 두들기고 있다거나 핵폭탄이 위장으로 떨어지고 있다고 상상하면 이해가 빠를까요. 물론 이러한 부작용은 사람마다 다른데 폐암 표적치료제는 알약인 경우가 많아 이때에는 특별한 부작용 없이 잘 버티는 분들도 꽤 많다고 들었습니다. 아무래도 그 표적치료제는 세포독성 항암제만큼 독하지 않고 암만을 표적으로 하는 특성상 그나마 덜 아픈 것이 아닌가 생각해 봅니다.

난소암이 복막 등으로 전이되어 3세대 항암제인 면역항암제 키트루다를 주기적으로 맞는 환우의 이야기를 들은 적이 있습니다. 그분은 항암제를 맞은 뒤 바로 퇴원했고 일상생활 또한 크게 지장이 없을 정도로 주입 부작용과 지연 부작용이 없다고 들었습니다. 탈모의 부작용도 없었다고 합니다.

환자의 입장에선 항암제 부작용이 없는 환우가 참으로 부러울 따름입니다. 다른 환우분들을 위해서라도 앞으로는 면역항암제나 표적항암제가 좀 더 발전되길 바랄 뿐입니다. 그렇게 된다면 환자들이 겪을 첫 항암 치료의 두려움도 많이 없어지겠죠.

우리 몸은 21일을 주기로 재생을 반복하는 것 같습니다. 세포독성 항암제의 경우는 처음 항암제 주사를 맞고 10일 정도가 지나면 백혈구 가운데 하나인 호중구 수치가 최저로 떨어지게 됩니다. 이때 면역력도 약해져 감기나 세균, 박테리아 등의 감염 위험이 커질 수밖에 없습니다. 실제로도 그 기간 동안 몸이 몹시 아프기도 합니다.

하지만 열흘 정도가 지나 호중구 수치가 서서히 회복되면 몸 컨디션 또한 좋아지게 됩니다. 그렇게 항암제를 맞은 지 21일째가 지나면 몸은 거의 회복되고 그때 다시 2차 항암 치료를 시작하게 됩니다.

간 수치가 나쁘면
수술을 받지 못할 수도 있습니다

몸에 덩어리가 생겨 항생제 주사를 일주일 동안 맞았음에도 크기에 변화가 없자 수술로 덩어리를 떼어내 조직 검사를 받았습니다. 그 결과 긴급 수술이 결정되어 제일 처음으로 혈액검사를 받았는데 간 수치가 높게 나왔습니다. 이럴 경우에는 수술을 받을 수 없고 내과 의사의 확인이 필요했습니다.

간 수치는 혈액검사의 AST GOT, ALT GPT, ALP, γ-GTP GGT, 빌리루빈 Bilirubin, 알부민 Albumin, 총 단백 Total protein 등으로 확인합니다. AST, ALT는 간세포 속에 존재하는 효소로 간이 손상되면 혈액으로 유출돼 수치가 높아집니다. AST는 간 이외의 다른 장기에도 많이 존재하지만 ALT는 주로 간에 존재해 ALT 수치가 간 손상의 바로미터라고 합니다. ALT의 정상 수치는 0~40IU/L

인데 수술 직전 저의 수치는 59IU/L 정도였습니다. 내과 의사는 수술의 긴급성을 인정해 비록 간 수치는 높았지만 수술해도 좋다는 서류에 사인을 했습니다.

AST, ALT 수치는 0~40IU/L, γ-GTP 수치는 남성 11~63IU/L, 여성 8~35IU/L 이하가 정상입니다. 건강검진을 받았는데 AST 수치가 ALT 수치보다 더 높다면 알코올성 간염 위험이 높고, 반대로 ALT 수치가 더 높으면 지방간이 있다는 식으로 추정할 수 있다고 합니다.

γ-GTP 수치도 술이나 약물로 간이나 담도에 문제가 생기면 높아집니다. 매일 술을 마시면 γ-GTP 수치가 100~200IU/L도 나올 수 있다고 합니다. 만약 다른 간 지표는 정상인데 γ-GTP 수치가 높다면 알코올성 간 장애, 다른 지표도 함께 증가한다면 다른 간 질환을 의심해 볼 필요가 있습니다.

항암 치료 중이라면 이 모든 수치가 높아질 수 있습니다. 저 역시 항암 치료 중에 실리만 140과 우루사 100mg을 각각 하루 두 번씩 처방받았습니다. 실리만 140은 레가론 140과 같이 대표적인 밀크시슬실리마린 성분으로 독성 간 질환, 만성 간염 등의 보조치료를 위해 사용합니다. 참고로 우루사는 100mg까지는 일반의약품, 200mg과 300mg은 전문의약품입니다.

이외에 전문의약품으로는 고덱스가 있는데 이 약은 비페닐디메틸디카르복실레이트$_{DDB}$가 주성분이며 간에 좋은 비타민 B군도 포함돼 있습니다. ALT 수치가 상승한 간 질환에는 DDB 성분이 수치를 낮춰주는 효과가 있어 식약처의 허가를 받았습니다. 쉽게 말해 DDB 성분이 긴 수치를 낮춘다는 뜻입니다.

저는 항암 치료를 마치고 퇴원한 후에도 간 수치가 잘 잡히지 않아 결국 이 세 가지 약을 동네 의원에서 추가로 처방받았습니다. 그렇게 항암 치료 기간 내내 세 가지 약을 먹었고, 항암 치료가 끝나고 나서도 간이 회복될 때까지 1년 이상 약을 먹었습니다.

생즙과, 채소·과일·고기·버섯 등을 우려내거나 달인 물은 항암 치료 중에 간 수치를 높일 수 있어 의사들이 절대 먹어서는 안 된다고 주의하고 경고합니다. 한약 역시 항암제와 상호작용을 일으킬 가능성도 있지만 그것보다는 간에 부담을 줄 수 있어 특히 신중해야 합니다.

저는 특히 간 수치가 좋지 못했기 때문에 주 1회 글루타싸이온$_{Glutathione}$ 주사를 맞기도 했습니다. 백옥 또는 미백 주사로 잘못 알려진 글루타싸이온 주사제는 원래 식약처에서 약물 중독과 알코올 중독의 해독과 만성 간 질환의 간 기능 개선 목적으로 허가를 받은 전문의약품입니다. 주사제의 경우 1바이알Vial, 즉 한 개의 병에 글루타싸이온 600mg이 들어있는데 중증 치료를 위해서는 1일 600~1,200mg까지 맞습니다. 저도 간 수치가 급상승할 때는 하루에 1,200mg까지, 주 2회 정도 맞은 경험이 있습니다.

간 수치가 올라가는 이유는 지방간 등의 비만이 원인이거나, 항암제 때문이거나, 간염, 술을 많이 마셔서일 수도 있습니다. 이렇듯 환자마다 간 수치가 올라가는 이유가 다르기 때문에 각자의 원인에 따른 처방을 받아야 합니다. 특히 항암 치료 기간에는 환자가 사용하는 항암제와 비타민이 상호작용을 일으켜 약효에 영향을 줄 수 있어 환자는 약과 영양제를 임의로 먹어서는 안 됩니다.

항암 치료는 환자가 암과 벌이는 정면 승부입니다. 그렇기 때문에 검증되고 안전한, 할 수 있는 모든 수단을 동원해 부작용을 다스리면서 암과 싸워나가야 합니다.

통증은 참는 것이 아니라고
배웠습니다 Ⅰ

   항암 치료를 받으면 온몸을 망치로 때리듯이 아프고 뼈마디가 쑤시곤 합니다. 2차 항암 치료를 받을 때는 그 통증이 더욱 심해졌는데 항암 치료 차수가 누적될수록 통증도 함께 심해져 갔습니다. 암으로 인한 통증은 암 덩어리 자체가 신경을 짓누르면서 생기기도 하지만 항암 치료를 받는 중에 생기기도 합니다. 암뿐만이 아닌 정상 조직도 공격하는 항암제의 특성 때문이라고 합니다.

   만약 척추 쪽에 발병한 종양이 그 부분을 압박해 나타나는 통증이라면 진통제로 해결되지 않고 수술로 종양을 제거해야만 통증을 없앨 수 있습니다. 하지만 항암제로 인해 생기는 통증이라면 진통제로 충분히 통증을 조절할 수 있습니다.

물론 많이 복용하면 간에 부담을 줄 수도 있지만 통증이 나타난다면 항암제와 상호작용이 적어 약효에 영향을 거의 주지 않으면서도 위에도 부작용이 적은 아세트아미노펜 성분의 진통제 타이레놀을 일차적으로 처방받습니다. 물론 앞서 말한 것과 같이 꼭 타이레놀이 아니더라도 아세트아미노펜 성분이라면 다른 제품명의 진통제도 사용 가능합니다. 그다음에는 나프록센이나 이부프로펜 성분의 NSAIDs Non-Steroidal Anti-Inflammatory Drugs, 즉 비스테로이드 소염진통제를 사용하게 됩니다.

제가 항암 치료를 위해 입원했을 때 처방받았던 알콕시아라는 진통제는 세레콕시브 성분의 세레브렉스와 마찬가지로 선택적 콕스투COX-2 억제제입니다. 자칫 어려워 보이는 말이지만 콕스COX라는 개념을 먼저 알아둘 필요가 있습니다.

몸 전체에서 발현하는 콕스원COX-1 효소는 특히 위점막을 보호하는 역할도 합니다. 그런데 진통제를 복용하면 진통제 성분으로 인해 COX-1과 COX-2, 이 두 효소가 모두 억제되어 속이 쓰린 부작용을 겪게 됩니다. 그래서 그러한 속쓰림의 부작용을 해결하기 위해 COX-2, 즉 염증 물질을 유도하는 프로스타글란딘만 억제하는 약들이 개발되었고, 그 대표적인 약이 세레브렉스와 알콕시아입니다.

하지만 COX-2만 선택적으로 억제하는 약들은 위 부작용이 적지만 심혈관계 부작용이 나타날 수 있다는 연구 결과도 있습니다. 그래서 이 약들을 복용하기 전에는 의사의 정확한 처방이 필요합니다.

만약 이런 소염진통제로도 통증이 줄어들지 않는다면 중추신경계에 작용하는 트리마돌 성분의 진통제를 처방받게 됩니다. 저는 '울트라셋 이알 세미 서방정'을 처방받았는데 이 울트라셋은 우리나라에서는 비마약성 진통제 중에서도 진통 효과가 무척이나 센 편입니다. 그래서 다른 나라에서는 이 트리마돌을 마약 성분으로 분류하기도 합니다. 그만큼 이 약은 진통 효과가 좋은데 처음 복용할 때는 구토, 두통 등의 각종 부작용이 나타날 수 있습니다. 그래서 저는 그 부작용을 줄이고자 약물이 서서히 방출ER되고, 절반 용량semi인 '이알 세미'를 먼저 처방받았습니다.

하지만 암성 통증이라면 이 정도 약으로는 통증이 잡히지 않을 수 있습니다. 그런 경우는 마약성 진통제로 넘어가게 되는데 마약성 진통제라고 해서 겁먹을 필요는 없습니다. 암을 이겨낸 220명의 건강비법을 다룬 윤영호 서울대학교병원 가정의학과 교수의 《습관이 건강을 만든다》 책을 보면 "진통제는 해롭지 않다"라는 글에서 아픔을 참지 말라고 강조하고 있습니다. 진통제의 오해를 버리고, 항암 치료 중이지만 고통 없이 편안한 일상을 보내라는 말이겠지요.

> 약의 중독성을 연구한 미국의 연구에서 '마약성 진통제'를 사용한 환자 1만 2,000명 중 단 4명(0.03%)만이 중독 증상을 보였고, 영국의 연구에서는 100명 중 1명도 중독 증상을 보이지 않았다. 많은 환자가 통증이 감소함에 따라 용량을 줄였고, 중독 증상을 전혀 보이지 않았다는 것은 이미 여러 연구에서 검증되었으며, 나의 오랜 경험에서도 확인할 수 있다.
>
> ─《습관이 건강을 만든다》 윤영호

마약성 진통제 성분은 코데인, 모르핀, 옥시코돈, 하이드로모르폰, 펜타닐 등이 있고 알약이나 주사제, 패치형 등 다양한 방법으로 적용 가능합니다. 마약성 진통제는 변비를 유발할 수 있어 주치의와 상담해 변비 완화제를 함께 처방받으면 됩니다.

저는 본격적인 마약성 진통제까지는 쓰지 않았지만 암 카페에서는 타진 Targin 정을 많이 복용한다고 들었습니다. 이 약은 변비 부작용을 많이 줄인 약이라고 합니다.

통증은 참는 것이 아니라고
배웠습니다 Ⅱ

항암 치료 중 진통제로 통증이 해결되지 않을 때가 있다면 이 때는 단순히 항암 치료의 부작용이 아님을 의심해 볼 필요가 있습니다.

암 통증은 암이 조직을 파고들거나 누르는 경우, 또는 뼈 등에 전이됐을 때 생길 수 있습니다. 즉, 암이 장기를 손상해 침해 수용체를 자극해 생기는 통증입니다. 신경병증 통증은 신경에 암이 침윤하거나 항암제로 말초신경 등이 손상된 경우에 발생합니다. 만약 통증의 원인이 수술 등으로 제거 가능하며 암 발병 후 새롭게 나타났다면 그 원인을 찾아 해결해야 합니다.

항암 치료 중 진통제로도 해결되지 않는 통증이 생긴다면 치료받는 병원을 찾아 의사와 상담 후 CT 등의 추가 검사를 받는 것이 좋습니다. 예를 들어 전에 없던 암 병변이 척추로 전이되었음이 확인되면 수술을 통해 암 덩어리를 제거해야 통증을 없앨 수 있습니다. 암이 뇌로 전이됐을 때는 뇌 MRI, MRA를 찍어 확인한 뒤 뇌척수 항암 치료나 방사선 치료 등으로 병변을 제거해 통증을 없애거나 줄이는 치료를 받아야 합니다. 무턱대고 통증을 참고만 있는다거나 마약성 진통제로 통증을 눌러, 전이되거나 새롭게 생긴 암을 놓쳐서는 안 된다는 말입니다.

수술할 수 없는 뼈 전이로 인한 통증을 줄이기 위해서는 방사선 치료가 효과적일 수 있고, 암이 전이된 뼈를 제거하는 수술을 하는 경우도 있습니다.

통증을 다스리기 위해서는 먹는 약이 우선적으로 사용되지만, 통증을 전달하는 신경을 차단하는 시술을 통해 통증을 줄이기도 합니다. 그 예로 복부 장기 통증이 생기면 횡격막 아래의 교감신경을 차단합니다. 전립선암이나 췌장암, 간암 등으로 윗배에 통증이 생기면 내장 신경 차단술을 시행하면 효과가 있다고 합니다. 자궁암, 난소암, 고환암 등으로 아랫배가 아플 때는 상하복신경총 차단술을, 직장암 등으로 항문 통증이 있을 경우에는 외톨이 신경절 차단술을 시행합니다. 척수 중추신경에 모르핀 등 진통제를 직접 주사하는, 무척이나 강력한 통증 치료 방법도 있습니다.

이렇듯 암의 물리적인 영향으로 생겨나는 몸의 통증도 있지만, 심리적인 원인으로 생기는 통증도 있습니다. 그 예로 저는 항암 치료가 끝나고 나서도 끝없는 두통에 시달렸는데 이 두통이 항암 치료의 부작용 때문인지, 암이 뇌에 전이되어 나타나는 것인지, 불안과 우울로 인해 생기는 두통인지 구별이 되지 않았습니다. 그래서 6개월 간격으로 받는 정기 검사 이외에 뇌 MRI를 여러 차례 찍었는데 다행히도 뇌 전이는 없었습니다.

결국 항암 치료 중 마음이 아파서 생긴 두통이라는 진단을 받았습니다. 그래서 이때 둘록세틴Duloxetine 성분의 항우울제 겸 진통제인 심발타Cymbalta 약을 처방받았습니다.

심발타는 불안, 우울, 당뇨병성 말초 신경병증성 통증, 섬유근육통, 비스테로이드성 소염진통제NSAIDs에 효과를 보지 못한 골관절염 통증의 치료로 허가를 받은 약입니다. 쉽게 말해 우울과 통증을 동시에 잡을 수 있는 약이라는 말입니다.

수술과 항암 치료로 내 몸에서 눈에 보이는 암 조직은 제거했지만 손 저림 등 말초 신경병증과 온몸이 쑤시는 섬유근육통, 우울까지 겪고 있던 저에게 그 약은 충분히 효과적이고도 적절한 약이었습니다.

환자마다 처한 상황과 몸 상태가 다르니 저처럼 멀리 돌아가지 마시고 치료받고 있는 병원의 통증의학과나 정신과 등의 협진을 신청해 적절한 통증 조절 치료를 받아 암 치료의 험난한 길을 가로질러 넘어가시길 기도합니다.

구토 없이
항암 치료를 이겨낸 비결 Ⅰ

　항암 치료 부작용에 따른 탈모 증상은 마음의 상처를 줄 뿐 시간이 지나고 나면 머리카락이 다시금 자라기 때문에 몸이 아프거나 하지는 않았습니다. 그러나 1세대 항암제인 세포독성 항암제는 대표적 부작용인 구토 증상 때문에 치료 전부터 두려운 생각이 들곤 했었습니다. 영화나 드라마에서 항암 치료를 받는 환자는 항상 변기나 쓰레기통을 부여잡고 신물이 날 때까지 토하곤 합니다. 저는 과음을 자주 했었기 때문에 잠깐의 구토도 얼마나 힘든지 몸이 알고 있어 더욱 두려운 마음이 들었습니다.

　첫 항암 치료를 받기 전 의사는 저에게 붙이는 구토 방지제를 사용할 것인지 물었습니다. 건강보험이 적용되지 않는다고 했지만 공포스럽게 여겼던 구토 증상을 줄여준다니 얼마라도 상관없다는 심정이 들어 그렇게 하겠노라고 말했습니다. 약 이름은 산쿠소 패치로 성분명은 그라니세트론Granisetron이며 가격은 한 장에 4만~5만 원 정도 했던 것으로 기억합니다. 이 패치는 항암 치료를 받기 직전에 붙이는데 저는 치료 전 일주일에서 10일 정도쯤 붙였습니다.

주의사항으로 햇볕에 패치를 노출해서는 안 된다는 이야기를 들었습니다. 그 외에 가려움증, 두드러기, 발진, 변비, 두통, 무기력, 어지러움, 통증, 심박동 변화 등의 부작용이 나타나기도 한다지만 저는 처음에 패치를 붙인 팔이 가려워 등에 옮겨 붙인 것 이외에 별다른 이상은 없었습니다.

그렇게 구토를 방지해 준다는 산쿠소 패치를 붙이고 항암 치료를 시작했지만 구역감이 100% 사라지진 않았습니다. 그래서 입원해서 항암제를 맞고 몇 시간 뒤 추가 진토제로 항구토제와 구토 예방제 주사를 요청했고 퇴원할 때도 진토제를 추가로 처방받았습니다.

진토제는 에멘드Emend, 조프란Zofran, 나제아Nasea 등을 많이 처방받는데 저는 맥페란Macperan 진토제를 처방받았습니다. 맥페란은 위장관 운동 조절제에 더 가깝고 부작용으로는 설사, 변비, 졸음, 어지러움증 등이 나타날 수 있다고 하는데 저는 별다른 증상이 나타나지 않았습니다.

진토제를 복용하고 나니 미식거리는 증상은 있었지만 구토는 하지 않아 그 약이 항암 치료의 부작용을 조절해 주었다고 생각할 수밖에 없었습니다.

저보다 더 심한 구토 증상을 겪은 주변 환우분들을 살펴보면 에멘드 등의 진토제를 추가로 처방받기도 했습니다. 이 진토제는 5일 치 정도까지만 보험 적용이 가능한 것으로 알고 있는데 만약 항암 치료 부작용으로 오심이 심하다면 비보험이라 하더라도 추가로 처방받아 복용할 것을 추천합니다.

항암 치료 부작용 증상을 완화하기 위해 진토제를 처방받는 건 약을 약으로 덮는 일이긴 하지만 제가 독소루비신과 빈크리스틴과 같은 독한 항암제를 구토 없이 이겨낼 수 있었던 것은 이러한 부작용 증상을 줄여주는 약 때문이었습니다.

저는 항암 치료의 부작용에 따른 구토 증상과는 별도로 속이 쓰린 부작용도 겪었습니다. 그래서 대학병원에 항암 치료를 위해 입원했을 때 속쓰림 증상을 완화하기 위해 수크랄페이트 성분의 아루사루민액을 처방받았는데 그 약은 2019년 중반부터 원료 공급 문제로 생산이 중단됐다고 합니다. 요즘에는 속이 쓰릴 때 라미나지액 등 알긴산나트륨이 주성분인 전문의약품을 처방받아 먹고 있습니다.

항암 치료를 받을 때 다른 약을 복용하면 혹시 항암 치료에 해가 되거나 약이 독할까 걱정해 구역 부작용을 애써 참을 필요는 없습니다. 만약 항암 치료 후 퇴원할 때 진토제를 처방받지 못했다면 동네 의원을 찾아 처방받길 추천합니다. 물론 항암 치료 부작용이 약으로 완벽하게 다스려지지는 않습니다.

저는 차갑다기보다는 시원한 스포츠 이온 음료나 보리차를 주로 마셔 미식거리는 증상을 가라앉히는 데 도움이 되었습니다. 얼음이나 사탕도 증상 완화에 도움이 된다는 이야기를 들었습니다.

모든 위장 장애에 알코올과 카페인은 독이 됩니다. 암 환자 중 술을 마시는 사람은 없겠지만 커피도 술과 같이 독이 될 수 있음을 기억하시길 바랍니다.

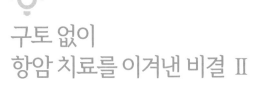

구토 없이
항암 치료를 이겨낸 비결 II

항암제는 왜, 어떻게 구토를 일으키는지 그 원인을 보다 구체적으로 살펴봐야겠습니다. 항암제는 뇌, 정확히는 연수의 구토중추나 화학수용체 자극대Chemoreceptor Trigger Zone : CTZ를 자극해 구토와 오심을 일으킵니다. 이때 도파민 수용체와 세로토닌 3수용체5-HT3, 뉴로키닌-1 수용체가 각각 역할을 합니다. 이 세 가지 수용체의 길항제, 즉 반대 방향으로 작용해 억제하는 약을 먹으면 구토와 오심이 줄어들게 됩니다.

도파민 길항제로는 메토클로프라미드 성분의 맥페란, 부티로페논 성분의 할로페리돌이 있으며, 세로토닌 3 길항제로는 온단스테론, 그라니세트론, 팔로노세트론 등이 있습니다. 뉴로키닌-1 길항제로는 아프레피탄트 성분의 에멘드가 있습니다.

이렇듯 각각의 약이 작용하는 방법이 조금씩 달라 만약 한 가지 약물을 복용해 구토나 오심이 잦아들지 않는다면 담당 의사에게 다른 약을 처방해 주길 요청해야 합니다.

이 세 종류의 약으로도 진정이 되지 않는다면 로라제팜 성분의 아티반을 사용하기도 합니다.

아티반은 벤조디아제핀 계열의 향정신성의약품으로 알코올 금단 증상 예방이나, 불면, 근경련, 두통, 공황장애 등의 치료에 쓰는 약이기도 합니다. 하지만 이 약은 의존성과 내성이 생길 수 있어 반드시 의사의 처방과 관리에 따라 복용해야 합니다. 특히 아티반의 진정 효과가 강하게 발현되면 호흡이 어려워지는 부작용이 나타날 수도 있으니 입원해서 항암 치료를 받게 된다면 환자 자신과 보호자는 숨을 잘 쉬고 있는지 신경 써서 관찰해야 합니다.

오심, 구토 증상으로 식사를 전혀 하지 못할 때는 뉴케어나 엔커버 등의 식사 대체제를 조금씩 섭취하는 것이 도움이 되는데 이마저도 불가능하다면 소화관에 튜브를 삽입해서 영양제를 주입하는 경관 영양법을 쓸 수 있습니다. 이 방법은 코에서부터 위까지 튜브를 삽입하는 경비위관 영양법, 즉 콧줄이 주로 사용됩니다. 입으로 음식을 먹을 수 없다면 위장관에 직접 관을 넣어 음식을 주입하는 위루관을 사용할 수 있는데 이는 내시경으로 위에 구멍을 뚫어 튜브를 삽입하는 방법입니다.

그 외에도 경정맥 고영양법 또는 완전 비경구 영양이라고 해서 중심 정맥에 삽입한 카테터를 이용해 티피엔Total Parenteral Nutrition : TPN 수액을 맞기도 합니다. 이 티피엔 수액은 탄수화물, 아미노산, 지방, 비타민까지 모든 영양소를 갖추고 있습니다. 암 병동에서 흔히 볼 수 있는 우윳빛 흰색 수액은 스모프리피드SMOFlipid라는 영양제로 필수 지방산과 오메가3 등을 공급합니다. 세 개로 나뉘어져 있는 수액 팩 또한 병원에서 쉽게 볼 수 있는데 이 수액은 세 가지 영양소를 모두 공급할 필요가 있을 때 처방합니다.

TPN 수액은 동네 내과나 가정의학과에서도 준비된 경우가 있으니 필요하다면 퇴원 후에 문의해 보시길 바랍니다.

항암 치료 중에
폐렴이 생기는 이유

저는 앞서 말한 것과 같이 세포독성 항암제와 표적항암제를 동시에 사용하는, 그 항암 치료 기간 동안 두 번의 폐렴을 앓았습니다. 열이 떨어지지 않고 기침도 계속해 동네 병원에서 엑스레이 촬영을 했는데 폐에 하얗게 염증 부분이 드러났습니다.

바로 항암 치료를 받는 병원 응급실을 찾았습니다. CT 촬영과 객담 검사, 혈액검사 등을 통해 폐렴 진단을 받았고 항생제를 투여받았습니다. 다행히 초기에 병원을 찾았기 때문에 입원까지는 하지 않아도 된다는 진단이 내려졌습니다.

그렇게 두 번의 폐렴으로 인해 응급실 신세를 지기는 했지만 곧 항생제 치료를 받아 완치할 수 있었습니다. 항암 치료를 받는 중에 폐렴에 걸려 사망까지 이르는 경우를 많이 봤기 때문에 그때를 생각하면 지금도 운이 좋았다고 생각하고 있습니다. 그렇다면 항암 치료 중에는 왜 폐렴이 잘 걸릴까요. 대처 방법은 없는 걸까요.

사실 저는 항암 치료 중에 셉트린이라는 항생제를 폐렴 예방 목적으로 먹었습니다. 그런데 항암 치료를 받아 크게 떨어진 면역력에 찬 바람이 폐를 스치고 지나가서인지 폐렴을 막지는 못했습니다. 1,500/μL 이상이 되어야 하는 호중구 수치는 항암 치료를 시작하자 500/μL 이하로 크게 떨어졌습니다. 그렇게 몸의 방어력이 약해지면 그만큼 감염에도 취약해지기 쉽습니다. 그래서 저는 혈액종양학과 진료와 함께 감염내과 진료를 협진해 같은 날 검사를 받으며 감염 상황을 체크했습니다.

항암 치료 중에 폐렴에 잘 걸리는 또 다른 이유가 있습니다. 폐 독성이라고 해서 항암제 자체가 폐렴을 유발하기도 합니다. 리툭시맙, 타목시펜, 블레오마이신, 옥살리플라틴, 메토트렉세이트MTX, 사이클로포스파미드CP 등이 기관지 경련부터 폐렴, 출혈, 만성화되면 폐 섬유화까지, 폐에 부작용을 일으킬 수 있는 대표적인 항암제입니다.

병원 내 감염으로도 폐렴을 앓을 수 있습니다. 병원에는 다양한 바이러스와 박테리아가 존재하기도 하며 특히 항생제 내성

균에 의한 감염 가능성도 있습니다.

폐렴 치료에는 기본적으로 항생제를 쓰는데 항생제는 종류가 너무 많아 환자의 증상과 이상 반응 여부에 따라 병원의 처방이 달라집니다. 질병관리청의 국가건강정보포털을 보면 입원이 필요하지 않은 폐렴 환자의 경우 페니실린, 세팔로스포린 등의 베타락탐Beta-lactam 단독 또는 베타락탐과 클라리트로마이신, 아지트로마이신 등의 마크롤라이드Macrolide 병용, 또는 호흡기 퀴놀론계 항생제Fluoroquinolone 사용을 권고하고 있습니다.

이를 정확한 병균을 확인하지 않고 일단 항생제를 먼저 쓴다는 점에서 '경험적' 사용이라고 부릅니다. 쉽게 말해 병균 확인은 시간이 걸리는 일이기 때문에 환자의 상태가 나빠지기 전에 일단 확률이 높은 균에 감염됐을 것으로 추정하고 항생제를 먼저 사용한다는 뜻입니다.

제가 항암 치료 중 폐렴에 걸렸을 때는 레보플록사신 성분의 크라비트라는 퀴놀론계 항생제를 썼는데 이는 폐렴연쇄구균, 폐렴 막대균 등에 치료 효과가 있으며 지역사회감염 폐렴, 만성기관지염의 급성 세균성 악화 등의 치료에 사용하는 약입니다.

위급한 순간에 항생제가 듣지 않으면 큰 문제겠죠. 요즘은 그래도 덜하지만 한국인은 항생제를 너무 많이 복용해 내성이 생기는 경우가 많습니다. 그래서 항암 치료 중 폐렴에 걸린 환자에게 반코마이신이라는 끝판왕 항생제를 써도 듣지 않는 경우가 있습니다. 결국 객담 검사와 혈액검사를 통해 정확한 균을 확인하고 난 뒤 이에 맞는 항생제를 정밀하게 투여해야 합니다.

또 다른 강력한 항생제로는 타이가실, 인반즈, 콜리스틴이 있습니다. 카바페넴 계열인 메렘메로페넴, 카베닌도 씁니다. 문제는 이러한 최후의 항생제에도 내성이 있는 균 발생이 늘고 있어 환자는 물론 의료 당국의 고민도 커지고 있습니다.

일단 항암 치료 중 폐렴에 걸려 항생제 처방을 받게 된다면 항생제 복용을 임의로 중단하지 말고 처방받은 마지막 날까지 규칙적으로 복용해야 합니다. 그 방법이 항생제 내성을 줄이는 가장 효과적이고도 직접적인 방법입니다.

복용 중에 상태가 좋아졌다고 생각해 환자가 임의로 약을 끊으면 세균이 완전히 죽지 않고 내성만 가진 채 살아남을 수 있습니다. 우리가 세균에게 약을 먹여 항생제에 강해진 세균을 키우는 셈이죠. 그렇게 되지 않기 위해서는 5일이면 5일, 7일이면 7일 처방받은 날 마지막 한 알까지 다 복용해야 합니다.

폐렴의 원인이 세균이 아니라 곰팡이, 즉 진균성 폐렴이라고 확인되면 암비솜과 같은 항진균제를 사용합니다.

항암 치료 중의 설사,
이렇게 대처합니다

항암 치료 중에 변비로 고생하기도 했지만, 정반대로 설사가 나오기도 했습니다. 의사에게 설사 증상을 호소했는데 의학적으로 설사의 기준은 하루에 네 번 이상 묽은 변을 보는 경우라는 이야기를 들었습니다. 설사 증상이 생기는 이유는 항암제나 방사선이 정상 세포, 특히 장 점막 세포까지 공격하기 때문입니다.

대부분 시간이 지나면 증상이 호전되기 때문에 항암 치료 부작용으로 인해 설사를 한두 번 한다고 해서 바로 약을 처방하지는 않습니다. 하지만 하루 네 번 이상 설사가 계속된다면 동네 병원을 찾아 적절한 약을 처방받아야 합니다.

대표적인 치료 약으로는 우선 디옥타헤드랄스멕타이트 성분이 있습니다. 원래는 대웅제약의 스멕타가 대표적인 제품이었는데 원료 공급사인 입센이 2020년 4분기부터 공급을 중단해 생산 차질을 빚었습니다. 대웅 측은 결국 원료 공급사를 바꿔 2021년 2월부터 자체 브랜드인 '스타빅'이라는 이름으로 내놓았습니다. 이와 함께 같은 성분인 대원제약의 포타겔, 일양약품의 슈멕톤, 내웅바이오의 니옥타, 삼아제약의 다이톱, 유니메드의 유니멕타산 등을 구입해 사용할 수 있습니다. 이 약은 식도, 위의 통증 완화와 급·만성 설사, 24개월 이상 소아의 급성 설사 치료에 허가된 일반의약품입니다. 천연 점토 성분에서 개발된 이 약은 점막을 보호하면서 설사와 통증을 일으키는 세균과 독소, 바이러스를 흡착해 몸 밖으로 배설하는 작용을 합니다. 몸에 흡수되지 않아 영·유아도 사용이 가능합니다.

다음으로 설사를 치료할 수 있는 약으로는 장의 운동을 느리게 만들어 설사를 멎게 만드는 지사제가 있습니다. 성분명은 로페라마이드loperamide로 여러 제약사에서 출시하고 있습니다. 하지만 이 약은 사용 대상에 제한을 두고 있는데 24개월 미만의 영아와 소아는 사용해서는 안 된다고 돼 있습니다. 또한 혈변과 고열을 동반한 세균성 설사 환자나 급성 궤양성 대장염 또는 항생제 투여와 관련된 대장염 환자, 장폐색증 등의 증상이 있는 환자에게 투여해서는 안 됩니다. 일반의약품이라고 해서 함부로 먹어서는 안 된다는 말입니다. 특히 권고 용량 이상을 먹게 되면 중증 심장 박동 이상이나 사망까지 이를 수 있어 주의해야 합니다.

생후 3개월 이상의 소아용 급성 지사제로는 라세카도트릴 성분의 하이드라섹산이 있습니다. 몸무게 1kg당 1.5mg을 1일 3회 복용하는데 일주일 이상 복용해서는 안 되며, 일주일 총 투여량이 1kg당 42mg을 초과해서도 안 됩니다.

설사 증상의 가장 큰 문제점 중의 하나는 바로 탈수입니다. 입원 중이라면 적절하게 수액을 맞으면 되겠지만 그렇지 않다면 인근 병원을 찾아 수액 치료를 받는 것도 증상 완화와 치료에 도움이 됩니다.

설사 증상이 있다면 보리차나 맑은 흰죽 등의 유동식을 섭취해 수분과 영양을 적절히 보충해 주는 것이 중요합니다. 특히 장세포가 빨리 정상으로 돌아올 수 있도록 단백질을 섭취해 줘야 합니다. 우유와 유제품, 커피, 튀김, 생채소, 탄산음료 등은 약해진 장에 자극을 주거나 소화가 잘되지 않을 수 있기 때문에 피해야 합니다.

항암제나 항생제로 인해 대장 속의 유산균 균형이 깨져 설사 증상이 생겼다면 메디락디에스와 같은 유산균 약을 써볼 수도 있습니다. 식약처 허가 사항에도 "장내 균총 이상에 의한 묽은 변 등의 개선"이라고 나와있습니다.

그러나 항암 치료로 몸의 면역력이 떨어져 있을 때 프로바이오틱스, 즉 유산균을 과도하게 섭취하게 되면 이것이 오히려 일반 세균처럼 작용해 균혈증, 패혈증을 일으킬 수도 있어 주의해야 합니다. 그렇기에 유산균도 반드시 주치의의 처방에 따라 복용 여부를 결정해야 합니다.

지사제로도 24시간 이상 설사가 멈추지 않고, 특히 고열까지 동반한다면 즉시 항암 치료를 받는 병원의 응급실을 방문해야 합니다.

피할 수 없었던 변비,
그나마 완화하는 방법

　항암 치료 중 뜻밖의 복병은 변비였습니다. 2차 항암 치료가 끝나자마자 생긴 변비 증상은 매우 고통스러웠는데 장이 움직이지 않는다고나 할까요, 관장약을 넣고 긁어내야 할 정도로 증상이 심했습니다. 항암 치료 중 무리한 관장으로 인해 항문에 상처가 나면 이것으로 인해 감염을 일으킬 수 있어 함부로 관장해서는 안 된다고 합니다.

　변비 증상이 하도 심해 항암제가 장내 유익균까지 모두 죽여버려서 이런가 하는 생각도 들었습니다. 항암제뿐만이 아니라 암 통증 때문에 복용하는 마약성 진통제도 변비를 불러올 수 있다고 합니다. 변비의 원인에 따라 대처 방법도 각자 다르니 반드시 주치의와 상의해 적절한 대처가 필요합니다.

저는 항암 치료를 위해 병원에 입원했을 때 의사에게 변비 증상을 이야기한 적이 있는데 수산화마그네슘 성분의 마그밀정을 아침과 저녁 1알씩 처방받았습니다. 마그밀정은 일반의약품이고 값도 싸서 약국에서 쉽게 구할 수 있습니다. 다만 드물긴 하지만 신장 기능이 떨어져 있는 사람이 이 약을 먹으면 마그네슘 배출을 하지 못해 혈중 마그네슘 농도가 2.2mEq/L 이상으로 높아지는 고마그네슘혈증을 일으킬 수 있어 주의가 필요합니다.

하지만 아쉽게도 저는 이 방법으로는 변비 증상이 나아지지 않았고 그렇게 반복되는 변비로 인해 저의 하루하루는 고통의 연속이었습니다.

항암 치료를 받으면 몸의 면역력이 급격하게 저하되기 때문에 유산균 제제도 함부로 먹어서는 안 됩니다. 그래서 저는 퇴원한 뒤 의사의 처방에 따라 락툴로오즈 성분의 듀파락 시럽을 먹었습니다.

락툴로오즈는 장에서 수분 흡수를 억제해 변을 무르게 만드는 특성상 삼투성 완화제로 분류합니다. 그런 락툴로오즈는 몸에는 거의 흡수되지 않아 장기적으로 복용할 수 있습니다.

맛은 무척 달아요. 저는 그 시럽을 아침 식사 전에 먹곤 했는데 보통은 다음 날 아침이면 효과를 볼 수 있었습니다. 물론 이 효과는 사람에 따라 다르게 나타나 이틀 이상 걸릴 수도 있다고 합니다.

저는 요즘 폴락스Forlax라는 마크로골 4000 성분의 일반의약품을 변비가 생길 때마다 복용하고 있습니다. 이 약은 듀파락 시럽과 같은 삼투성 완화제인데 효과는 그보다 조금 더 빠른 듯합니다. 폴락스는 흰색의 가루약으로 물에 타서 마시는데 오렌지와 자몽 향이어서 맛도 상큼합니다.

잦은 변비로 인해 배변할 때 힘을 주는 경우가 많아서인지 항문 안쪽에 통증이 생겼습니다. 그래서 치질 전문 병원의 문을 두드렸는데 항문거근증후군이라는 진단이 내려졌습니다. 항문 안쪽의 괄약근과 연결된 근육에 문제가 생긴 것입니다. 이를 치료하기 위해 수면마취까지 받아가며 트라이암시놀론이라는 스테로이드 주사를 해당 부위에 맞았습니다. 2회 정도 치료받고 난 뒤 증상은 나아졌습니다.

다만 항암 치료 이후 조금만 방심하면 외치질이나 변비가 반복됐습니다. 결국 좌욕을 습관화하는 것도 중요하다는 것을 깨달았습니다.

저와 같은 증상이 있다면 저렴한 좌욕기를 하나 구입해 하루에 5분 내외로 따뜻한 물을 받아 좌욕 습관을 들이길 강력히 추천합니다. 참고로 샤워기나 비데기로는 좌욕기와 같은 효과를 얻지 못한다고 합니다. 버블 기능이 없는 단순한 제품만으로도 치료 효과와 예방은 충분합니다.

항암 치료의 부작용인
손 저림에도 치료 약이 있습니다

항암 치료가 2차를 넘어가니 전기가 몸에 흐르는 듯한 손과 발의 저림 증상이 찾아왔습니다. 징징~ 하는 울림이라고 할까요. 한 번 찾아온 이 증상은 웬만해서는 잘 가라앉지 않았습니다. 진통제를 복용했으나 별다른 효과를 보지 못했습니다. 이 증상은 세포독성 항암제가 말초신경을 죽여 생기는 말초신경병증으로 항암 치료의 흔한 부작용이라고 합니다.

손 저림 증상을 호소하자 입원 당시 주치의는 저에게 두 가지 약물을 처방해 주었습니다. 가바펜틴 성분의 뉴론틴과 코발라민, 즉 비타민 B_{12}였습니다. 비타민 B_{12}는 다발성 신경염 치료에 쓰입니다. 퇴원 후에는 복용하던 뉴론틴이 떨어져 동네 병원에서 프레가발린 성분의 리리카를 처방받았습니다. 뉴론틴과 리리카 모두 말초 신경병증성 통증 치료에 효과가 있습니다.

말초신경은 일단 상처를 입더라도 시간이 지나면 회복되는데 위의 두 약은 그 시간 동안 증상을 줄여주는 역할을 합니다. 실제로도 뉴로틴과 리리카 모두 고용량을 복용하고 나니 저림 증상이 가라앉았습니다. 리리카의 경우 1일 150mg을 시작으로 3~7일 뒤에 1일 300mg까지 증량할 수 있고 필요하다면 1일 최대 600mg까지 복용할 수 있다고 합니다. 저의 경우에는 150mg짜리 알약을 하루 두 번 복용했습니다.

모든 항암 치료가 끝나고 나서도 상당 기간 저림 증상은 지속됐습니다. 저림에 의한 통증이 사라질 때까지 계속해서 약을 먹을 수밖에 없었지만 항암 치료 종료 6개월이 지나고 나서는 약을 먹지 않아도 저림 증상이 거의 생기지 않았습니다. 아무래도 말초신경이 회복됐기 때문이라고 생각합니다. 처음에는 너무나 당황스러운 부작용이었지만 그래도 약이 있음에 감사했습니다.

저는 림프종이 중추신경과 뇌에 전이되는 것을 막기 위해 예방적인 차원에서 척수에 메토트렉세이트MTX라는 항암제를 여섯 차례에 걸쳐 주입하는 시술도 받았습니다. MTX를 척수강 안으로 투여하면 신경독성을 일으킬 수 있어 언어 곤란, 팔다리 마비, 경련 등의 증상이 나타날 수 있으며 그 증상은 치료 후 6일 이내에 나타나 48~72시간 안에 사라진다고 합니다.

MTX 항암제는 비타민 B12 수치를 낮추는 기전으로 항암 효과를 나타내기 때문에 비타민 B12 섭취는 MTX의 부작용을 경감시킬 수 있지만, 반대로 MTX 치료를 받을 때 함께 먹으면 항암 효과를 방해할 수 있습니다. 이 때문에 영양제 섭취 여부는 주치의의 처방에 따라야 합니다. 저도 MTX가 몸에서 빠져나가고 나서야 의사의 처방에 따라 비타민 B12를 섭취했습니다.

말초신경병증 증상 중에는 감각 저하 증상도 있습니다. 뜨거운 물건을 만져도 뜨거움을 잘 느낄 수 없어 쉽게 화상을 입을 수 있습니다. 만약 손에 감각 저하 증상이 나타난다면 손으로 만지기 전에 물건의 온도를 특히 신경 써야 할 필요가 있습니다. 요리 등을 할 때 요리 장갑이나 평소 장갑 착용이 도움이 됩니다.

손 저림 증상은 시간이 지나면 회복되는 항암 치료 부작용이지만 이 역시 애써 참을 필요 없이 전문의를 찾아 적절한 약을 처방받아 복용하시길 추천합니다.

38℃ 이상의 열이 난다면
응급실로 가야 합니다

저는 항암 치료를 여섯 번 받는 동안 열이 두 번 났습니다. 한 번은 체온이 38.5℃ 전후여서 해열제인 타이레놀을 먹었는데 그래도 열이 내리지 않아 다시 이부프로펜 계열의 해열제를 먹었습니다. 그러다 해열제로도 열이 잡히지 않는다면 응급실에 가야 한다는 의료진의 말이 떠올라 주저하지 않고 치료받고 있는 병원 응급실을 향했던 기억이 납니다.

항암 치료 중에 열이 나는 이유는 먼저 두 가지 경우를 생각해 볼 수 있습니다. 우선 감염 때문입니다. 항암 치료를 하게 되면 면역력이 저하됩니다. 우리 몸이 건강하면 바이러스나 균이 침범해도 문제없이 버텨낼 수 있는데 항암 치료로 우리 몸의 면역력이 떨어지게 되면 건강할 때와는 달리 이겨내기 어려울 수 있습니다.

열이 나는 또 한 가지 이유는 호중구 저하증(감소증) 때문입니다. 면역 세포 가운데 하나인 호중구가 항암 치료 등으로 그 수치가 저하될 때 열이 날 수 있습니다. 그 외 이유를 바로 찾을 수 없는 발열을 불명열이라 부릅니다. 이 경우에는 감염내과 등에서 좀 더 세밀하게 그 원인을 찾아야 합니다.

열이 나 응급실에 가게 되면 우선 혈액검사부터 하게 됩니다. 응급실에서 혈액검사를 받게 되면 2시간 이내에 결과를 확인할 수 있고, 요즘에는 일부 병원 앱을 통해서도 혈액검사 결과 확인이 가능합니다.

우선 혈액검사에서 주의 깊게 살펴야 하는 수치는 백혈구WBC와 C-반응성 단백질CRP, 그리고 혈구침강속도ESR입니다. 이 세 가지 수치가 정상 수치보다 높다면 감염을 의심할 수 있습니다.

우리 몸에 병균이 들어오면 이에 맞서 싸우기 위해 백혈구가 늘어나게 되는데 성인의 경우 4,000~9,000개/μL이 정상 범위입니다. C-반응성 단백질은 우리 몸에서 급성 염증이나 조직 손상이 생기면 증가하는 단백질로 건강한 몸이라면 이 단백질이 생기지 않습니다. 혈구침강속도는 적혈구가 가라앉는 속도를 말하는데 우리 몸에 염증, 감염, 종양 등이 있으면 이 속도가 느려집니다. 남자는 1~10mm/h, 여자는 2~15mm/h가 정상 속도이지만 평균적으로 속도가 20mm/h을 넘어가면 감염 등을 의심합니다.

WBC, CRP, ESR은 일반적인 혈액검사, 즉 정맥혈 검사로 확인힐 수 있습니다. 동맥혈 검사는 손목의 맥박이 뛰는 곳에서 피를 뽑는데 저는 이때 혈관이 도망(?)가 한 번에 채혈하기 쉽지 않았습니다.

동맥혈 검사로는 혈액의 산성도pH, 산소포화도 등을 확인하는데 호흡곤란이 있거나 의식 저하가 발생했을 때도 동맥혈로 혈액검사를 한다고 합니다. 동맥혈 검사 결과 pH가 7.4 이하이고 산성이며, 산소 분압도 정상 수치인 80~100mmHg보다 높은 경우에는 폐렴을 의심해 볼 수 있다고 합니다.

가장 심각한 것은 패혈증敗血症, Sepsis입니다. 패혈증은 혈액이 세균 등에 감염돼서 온몸에 염증을 일으키는 것으로 프리셉신 Presepsin 수치를 통해 확인합니다. 정상 수치는 200pg/mL 이하입니다.

저는 두 번의 발열 모두 폐렴이 그 원인이라는 판정을 받았습니다. 항암 치료 중의 폐렴 합병증은 제법 흔하다는 말을 듣고 저는 예방적 차원에서 셉트린 같은 항생제를 먹었지만 폐렴을 막을 수는 없었습니다. 응급실에서 엑스레이와 CT 결과로 폐렴임을 확인하고 적절한 치료 후에 열을 떨어뜨릴 수 있었습니다. 폐렴의 경우에는 해열제로는 열을 잡을 수 없기 때문에 반드시 응급실을 찾아가야 합니다.

항암 치료로 인해 호중구가 감소해 열이 나는 경우라면 호중구 생성 촉진제를 처방받아야 합니다. 또한 호중구 감소로 인한 감염이 확인되면 항생제, 항진균제 등으로 치료받아야 하는데 치료가 늦어지면 생명이 위험할 수 있습니다. 항암 치료 중에 열이 나면 무조건 응급실로 직행해야 하는 또 하나의 이유가 여기에 있습니다.

방사선 치료 부작용 역시
버티는 게 능사가 아닙니다

저는 항암 치료를 끝내고 공고요법, 즉 재발을 막기 위한 추가 치료를 받았습니다. 이 방법은 종양이 있던 부위에 혹시나 남아 있을 암세포를 태워서(?) 없애기 위한 목적으로 복부 대동맥 주위에 17회, 사타구니 부위에 15회의 방사선 치료를 받았습니다.

방사선 치료 자체는 5분 정도로 빨리 끝나지만 치료를 받기 전 하루 시간을 내어 몸이 움직이지 않도록 몸 틀을 만들고 몸에 십자가를 그어 정확한 조사 위치를 확정하는 데 30여 분의 시간이 걸렸습니다.

방사선 치료는 평균적으로 일주일에 다섯 번 받는데 평일인 월·화·수·목·금요일에 치료를 받고 주말인 토·일요일은 쉽니다. 주말에 치료를 쉬는 이유는 방사선 치료 기계를 점검해야 하는 기술적인 이유와 몸이 회복할 시간을 줘야 한다는 이유 때문이라고 합니다.

방사선 치료 시간은 짧지만 횟수가 누적될수록 부작용이 생겨납니다. 대표적인 부작용이 피부가 검어지거나 벗겨지는 피부 손상인데 이를 방사선 피부염이라 합니다. 방사선이 피부를 통과하면서 해당 부위가 빨갛게 익는데 여름에 바닷가에서 태닝을 했을 때 생기는 화상이라고 생각하면 됩니다.

방사선종양학과 의료진이 세심하게 연고도 처방해 주었는데 대학병원이라면 병원의 의료기기 판매소에서 방사선 부작용을 줄여주는 연고 제품도 팝니다. 가장 손쉽게 구할 수 있는 바셀린 같은 연고는 물론 엑스덤 크림X-DERM, 스트라타 XRTSTRATA XRT 같은 제품을 구해 발라도 됩니다.

방사선 치료 부작용은 결국 화상이기 때문에 저는 구아야줄렌 성분의 연고나, 비아핀 같은 화상 전문 연고부터 단순 보습제, 항생제 성분이 포함된 연고까지 다양하게 발랐습니다. 한 가지 연고로 해결되지 않는다면 가까운 피부과를 방문해 치료받을 수 있습니다.

저는 앞서 말한 모든 방법을 해봤는데 모두 비슷비슷한 정도의 효과를 얻었습니다. 하지만 나중에는 통증도 심해져 진통제를 먹어야만 했습니다.

머리 부위에 방사선 치료를 받으면 탈모가 올 수도 있다고 합니다. 주변 환우들이 말하는 가장 고통스러운 방사선 치료 부위는 목 부근이라고 합니다. 림프종의 특성상 귀밑 림프절에 종양이 생기는 경우가 많습니다. 목 부위나 가슴 쪽에 방사선 치료를 받으면 그 부작용으로 식도염에 걸리게 되는데 이때는 식도가 타들어 가는 느낌 때문에 결국 음식을 제대로 삼키지 못할 정도로 심한 부작용을 겪는 경우도 봤습니다.

방사선 치료 부작용으로 구내염이 생겼다면 식염수로 자주 입을 헹구거나 탄툼액 같은 가글액을 사용하겠지만 식도염은 정말 고통스럽다고 들었습니다.

하지만 이러한 식도염도 방사선 치료가 끝난 뒤 2~3주가 지나면 회복된다고 합니다. 그때까지는 진통제를 통한 통증 완화 방법을 사용해야 합니다.

저는 복부에 방사선 치료를 받았는데 설사부터 복통까지 다양한 부작용이 생겨 17회로 치료가 끝나서 다행이라고 생각할 정도였습니다. 주변에서 30~50회까지 방사선 치료를 받는 경우도 봤는데 그런 경우에는 부작용이 무척이나 심각할 것 같습니다. 저의 경우 항암 치료를 끝내자마자 방사선 치료를 받았기 때문에 어느 치료가 원인인지 모르겠지만 장 상태가 정말 너덜너덜해진 느낌이었습니다.

이럴 때 저는 동네 병원에서 아미노산 중 글루타민 성분의 주사를 정맥 주사로 맞았습니다. 이 주사는 글라민주, 디펩티벤주 등의 전문의약품으로 장 점막 회복에 도움을 줄 수 있어 장염 등의 증상이 있을 때도 처방한다고 들었습니다.

앞서 말한 것 이외에 가장 충격적인 부작용도 있었습니다. 저는 사타구니 쪽에도 방사선 치료 15회를 받았는데 아무래도 생식기 근처이다 보니 부작용으로 영구 불임이 될 수 있다고 들었습니다. 치료를 마치고 나중에 검사를 받아보니 무정자증이 됐더군요. 여성의 경우에는 방사선 치료를 받기 전에 난소 보호 주사를 맞거나 난자를 냉동하기도 합니다.

항암 치료 중
피곤하고 기운이 없는 이유

항암 치료를 받는 동안에는 기력이 떨어지는 경우가 종종 있습니다. 저 역시 쉬어도 쉬어도 피곤이 사라지지 않았는데 그럴 때는 세포독성 항암제가 온몸을 공격해서 그러려니 했습니다. 이러한 무력증은 세포독성 항암제보다 상대적으로 부작용이 적다고 알려진 표적항암제나 면역항암제 치료 중에도 자주 나타나는 부작용입니다. 이 증상은 단지 암에 걸렸다는 데서 생기는 정신적인 우울감 때문은 아니었습니다.

운동은 언감생심, 통증이 느껴지지 않아도 힘이 없어 침대를 떠날 수 없는 날이 많았습니다. 그래서 이러한 증상을 의사 선생님에게 물어보거나 책들을 찾아봐도 그럴 때는 그저 쉬거나 가벼운 산책을 하라는 이야기뿐이었습니다.

암 환자라면 가만히 누워서 쉬는 일도 힘들다는 말을 이해할 것입니다. 이렇듯 암 환자 3명 중 1명은 피로를 호소하고 있고 일상생활이 어려운 정도의 피로도 상당수라고 합니다.

항암 치료 중 피로하다 느껴진다면 일단 항암 치료제 부작용인지를 먼저 확인해 볼 필요가 있습니다. 자신이 처방받은 표적항암제 또는 면역항암제의 설명서를 검색해 확인해 보시기 바랍니다. 식품의약품안전처 홈페이지 nedrug.mfds.go.kr의 '의약품 등 정보' 검색에서 가장 쉽고 정확히 원하는 정보를 알아볼 수 있습니다.

갑상선암, 간암, 자궁내막암 등의 치료에 사용하는 표적항암제 렌비마를 예를 들어 이야기해 보겠습니다. 식약처 홈페이지의 의약품 등 정보검색에서 해당 항암제의 설명을 보면 먼저 사용상의 주의사항이 나오고 그다음으로 "1. 다음 환자에는 투여하지 말 것 2. 다음 환자에는 신중히 투여할 것 3. 이상 반응" 순으로 나열되는데 3번의 '이상 반응'이 부작용을 말합니다. 제일 아래 부분의 "일반적 장애 및 투여 부위 이상"에 '매우 흔하게', '피로, 무력증'이 써있고 '흔하게', '권태'가 적혀있습니다. 즉, 렌비마를 먹었을 때 생기는 피로와 무력증, 권태는 이 약의 임상실험에서 드러난 부작용이라는 말입니다.

유방암 표적치료제인 키스칼리도 검색해 봤습니다. 역시 피로 호소 환자가 32.7%였다고 하며 무기력증 환자는 13.6%였습니다. 대표적인 면역항암제 키트루다 역시 3주에 1번 단독 투약했을 때 환자 10%가 무력증을 호소했고, 폐암 환자가 백금 항암제와 함께 투약했을 때는 환자 56%가 피로 증상을 보였습니다. 이렇게 피로와 무력증 등의 원인을 알고 나면 무엇이 달라질까요?

항암 치료 중 피로와 권태가 찾아오면 환자는 암으로 몸이 더 나빠진 것은 아닌지 덜컥 겁이 날 수 있습니다. 또한 항암 치료로 우울증이 생겨 그런 것은 아닌지 생각할 수도 있습니다. 그런데 피로와 무력증 등의 원인을 알게 되면 이러한 오류에서 벗어날 수 있죠. 나의 피로를 "아, 내 몸이 피곤한 것은 항암제로 인해 생기는 당연한 반응이구나"라고 생각하면 마음이 좀 가벼워집니다. "몸이 나빠지는 게 아니라 좋아지는 과정이구나, 항암제에 몸이 반응하고 있구나"라고 긍정적으로 한 번쯤 생각해 볼 수 있다는 말입니다.

물론 암이 몸에 퍼지면 더 피곤해질 수도 있습니다. 하지만 그것은 CT, MRI 등 다음번 정기검사 때 확인할 수 있는 부분입니다.

몸이 처지고 힘이 없다고 해서 마음마저 그럴 필요는 없습니다. 피로도 치료의 한 과정이라 생각해 보는 건 어떨까요? 마음을 굳게 먹고 햇볕이 좋은 날 집 앞이라도 나가 한 걸음이라도 걸어보는 겁니다. 물론 마스크는 써야겠지요. 동네 병원에서 영양 수액을 처방받아 맞아보는 것도 도움이 될 수 있습니다. 회복 시간은 필요하겠지만 항암 치료에 끝이 있다면 피로에도 끝이 있을 것입니다. 저도 항암 치료를 끝낸 지 2년이 지나니 피로 증상이 완전히 사라졌음을 몸으로 느낍니다.

반면 항암 치료 중 빈혈로 인해 피곤 증상이 나타날 수도 있습니다. 그래서 동네 병원을 내 집 드나들 듯하면서 평소에도 혈액검사를 받아봐야 합니다. 빈혈은 혈색소헤모글로빈가 남자 13g/dl, 여자 12g/dl 이하인 경우로 엽산이나 비타민 B12, 철분 보충이 필요할 수 있습니다. 나아가 수혈을 받아야 하는 경우도 있는데 이러한 판단은 동네 주치의가 해줄 것입니다. 만약 수혈이 필요하다는 진단을 받으면 빨리 치료받는 병원의 응급실로 가야 합니다.

극심한 피로감을 느낀다면
부신을 확인해 봅니다

암 치료 자체는 몸을 죽여 몸을 살리는 일입니다. 실로 고단한 일로, 정신도 이미 황폐해져 하루하루가 힘겹습니다. 잠을 제대로 잘 수 없을 뿐만 아니라 아무리 자도 피로가 사라지지 않습니다. 통증은 진통제 기운이 떨어지자마자 바로 올라옵니다. 암을 치료하는 동안에는 잠에서 눈을 뜨는 순간부터 온몸이 피로로 물들어 가기 시작하는 때입니다.

항암 치료 초기에는 이러한 피로를 그러려니 하고 넘길 수 있었습니다. 하지만 시간이 지나자 통증과 피곤함이 구분되지 않아 몸은 항상 아파 침대에서 데굴데굴 굴러다녀야 했습니다. 숨도 제대로 쉬어지지 않았고 매슥거리는 상태가 계속되었습니다. 상쾌한 기분을 언제 느꼈는지 기억도 나지 않은 채 그저

하루하루가 고통의 연속이었습니다. 항암과 방사선 치료가 끝난 지 6개월이 넘었는데도 컨디션이 바닥이었습니다.

어느 날은 너무 힘이 빠져 이대로 침대에 묻히는 것은 아닌가 하는 기분까지 들어 동네 병원을 찾아갔습니다. 증상을 말하고 혈액검사를 받았는데 의사는 코르티솔Cortisol 수치를 확인하자고 했습니다. 코르티솔은 신장 위쪽의 부신이라는 기관에서 나오는 호르몬입니다.

스트레스를 많이 받는 현대 직장인들은 일반적으로 코르티솔 수치가 높은데 이 수치는 하루 중 이른 아침에 가장 높고, 밤늦게는 그 수치가 4분의 1까지 떨어지기도 합니다. 이 때문에 코르티솔 검사를 위해서는 보통 오전 7시부터 9시 사이에 채혈합니다. 정상 수치는 오전기준 5~25μg/dL로 이 코르티솔 수치가 높으면 몸이 긴장하고 있다는 뜻이며, 혈압과 혈당이 올라가고 비만해지기도 쉽습니다. 반대로 코르티솔 수치가 낮으면 예민해지고, 만성피로가 생깁니다.

저는 당시 코르티솔 수치가 1μg/dL 정도로 매우 낮게 나와 의사는 대학병원 내분비내과 진료를 권했습니다. 정상 코르티솔 수치에서 벗어나면 뇌하수체에 병변이 생겼을 가능성도 있기에 저는 뇌 MRI를 찍었습니다. 다행히 이상이 발견되지 않아 호르몬 검사를 다시 받았습니다. 내분비내과에서는 자극받은 부신이 호르몬을 제대로 분비하는지를 확인하기 위해 두 번의 혈액검사를 했습니다. 처음에는 일반적인 혈액검사를 하고 30분 뒤에 부신을 자극하는 주사를 맞고 다시 한 번 혈액검사를 합니다.

호르몬 검사 결과 저는 부신 부전 진단을 받았습니다. 부신이 제대로 기능하지 못하는, 쉽게 말해 부신이 잠을 자고 있는 것입니다. 왜 그런 증상이 나타나는 것일까요?

항암 치료를 할 때 저는 소론도Solondo라는 코르티솔 호르몬제를 한 번에 20알 이상 먹었습니다. 소론도는 림프종 치료 효과도 있고, 항암 치료의 부작용을 줄여주는 두 가지 역할을 합니다. 물론 저는 치료 목적의 복용이었지만 호르몬이 외부에서 과도하게 들어오자 제 몸은 더 이상 호르몬을 만들지 않게 되어버렸습니다.

내분비내과 의사는 부족한 코르티솔 호르몬 수치를 올리기 위해 호르몬제를 2알 정도 더 먹는 처방을 내렸습니다. 그 후 두 달 간격으로 계속 검사를 받고 그렇게 1년 가까이 저용량 코르티솔 호르몬 복용 치료를 받았는데 결국 그 약도 소론도였습니다.

그렇게 장기간의 치료를 받고 제 부신은 드디어 잠에서 깨어났습니다. 부신이 부활한 것입니다. 어찌보면 부신을 죽였던 것도 코르티솔이었고, 살려낸 것도 코르티솔이었습니다.

부신이 제 기능을 되찾자 극심했던 저의 피로 증상도 사그라들었습니다.

소론도를 과량으로 먹어야 했던 항암 치료 때는 얼굴이 달덩이처럼 붓는 쿠싱증후군도 겪었고 몸무게도 10kg 이상 불었습니다. 항암 치료가 끝나자 몸무게는 차근차근 정상으로 돌아왔고 동그래졌던 얼굴도 덜 동그랗게 변해갔습니다.

여러분도 항암 치료 후에 극심한 피로 증상이 사라지지 않는다면 꼭 한번 코르티솔 수치를 점검해 보길 바랍니다. 만약 저처럼 부신의 이상이 발견된다 해도 적절한 치료를 받으면 부신은 제 기능을 되찾고 곧 피로도 물러갈 것입니다.

호중구 수치가 떨어졌다면
일단 고기 앞으로

　백혈구에는 여러 종류의 세포가 있습니다. 세균 등이 우리 몸 핏속으로 들어오면 파괴하는 역할을 하는 호중구 역시 백혈구의 한 종류입니다. 문제는 항암제가 암세포뿐만 아니라 호중구까지도 파괴해 몸의 방어벽을 무너지게 만든다는 점입니다. 그런 이유로 항암 치료를 받을 때는 이 호중구Neutrophil 수치가 가장 중요합니다.

　호중구 수치는 항암 치료 주기 21일을 기준으로 해서 그 절반인 10일 전후로 최소치로 떨어졌다가 점차 회복합니다. 그런데 호중구 수치 1,500/㎕을 기준으로 이보다 수치가 더 떨어지면 호중구 감소증이라 해서 이때에는 감염 위험이 커져 추가 항암 치료도 받기 어려워집니다. 독한 항암제를 맞으면 호중구 수치가 거의 0에 근접하게 떨어질 수도 있는데 그 말은 우리 몸의 방어력이 0에 가까워졌다는 뜻으로 추가 감염을 피하기 위해 무균실에 들어가야 할 수도 있습니다.

이렇듯 호중구 수치가 떨어지면 열이 날 수 있어 만약 항암 치료 중 열이 38℃ 이상 오른다면 호중구 감소에 의한 발열을 의심해 볼 수 있습니다. 이때에는 응급실을 찾아 항생제 등을 처방받게 됩니다.

세균 등에 무방비로 노출되는 것을 막기 위해 항암 치료를 받기 전 뉴라스타, 그라신 등의 백혈구 생성 촉진제를 미리 맞기도 합니다. 정확하게는 G-CSF 주사제라고 하며 과립세포군 촉진인자라고 번역되어 있지만 환자가 알아야 하는 용어는 아닙니다.

저도 입원해 항암 치료를 받을 때 항암 주사를 맞은 다음 날 촉진제를 맞았습니다. 촉진제를 맞고 난 뒤 관절통이 생겼는데 '골수 속에서 과도하게 백혈구를 만들고 있구나'라고 생각했지 딱히 항암제 부작용에 따른 통증과 차이를 느낄 수 없었습니다.

백혈구 촉진제를 맞고 혈액검사를 하면 호중구 수치가 5,000/㎕을 넘게 폭증하기도 했습니다. 새벽에 채혈한 뒤 검사 결과를 보고 깜짝 놀랐는데 이렇게 뛰는 수치는 환자마다 다르다고 합니다. 저의 경우와 달리 항암제가 골수를 너무 많이 공격해 조혈 기능이 떨어져 촉진제를 맞아도 회복이 잘 되지 않을 수 있다는 말입니다. 촉진제를 맞고 호중구 수치가 일시적으로 높아지면 곧 정상으로 돌아오기 때문에 우려할 것은 아니라고 주치의가 설명해 주었습니다.

항암 치료로 낮아진 호중구 수치를 높이는 또 다른 해결책은 단백질입니다. 백혈구 등 혈액 세포를 만드는 조혈기관인 골수의 기능은 항암 치료가 끝나고 시간이 지나면 서서히 회복될 수 있습니다. 하지만 그 회복 속도를 높이기 위해서는 우리 몸에 혈액 세포를 만들 재료를 충분히 공급해 주는 일도 중요합니다.

저는 불에 구워 발암물질이 많이 생긴 고기보다는 물에 삶은 고기가 단백질 공급원으로 제일 좋다고 생각해 수육이나 삼계탕 등을 항암 치료 내내 꾸준히 먹었습니다. 특히 항암 치료 직후 10여 일 동안에는 급속하게 호중구 수치가 줄어들기 때문에 이때 영양 보충을 해주는 것이 중요합니다. 그래서 저는 그때 문어나 낙지를 데쳐서 먹기도 했고 닭발 즙을 추천하는 사람도 있었습니다.

주의할 점은 호중구 수치가 낮을 때 날것을 먹어서는 안 됩니다. 생선회, 생선 초밥, 육회는 당연히 먹어서는 안 되며 생채소나 김치까지 볶거나 끓여서 익혀 먹어야 합니다. 고기와 채소를 육수에 데쳐 먹는 샤부샤부도 추천할 만한 음식입니다. 유기농 채소와 풀을 먹여 키운 고기로 샤부샤부를 만든다면 더없이 좋은 환자식이 될 것입니다. 의사 역시 먹을 수만 있다면 양질의 단백질을 충분히 먹을 것을 권했습니다.

저는 개인적으로 가루 형태의 단백질 보충제는 특별히 권하지는 않습니다. 이러한 보충제는 보통 우유나 콩 등을 정제해서 만드는데 항생제를 먹인 소의 우유를 썼는지 유전자 조작 콩을 사용하지 않았는지 100% 확인하기 어렵기 때문입니다. 항암 치료 중에는 좋은 재료로 만든 음식을 먹는 것이 최선이지만 꼭 단백질 보충제를 먹어야겠다면 국내 제약사의 환자용 제품 정도가 그나마 낫다고 생각합니다.

잠 못 드는 밤이
계속되고 있습니다

　항암 치료가 끝난 지 2년이 넘은 지금도 저를 괴롭히는 부작용이 있습니다. 바로 불면의 밤입니다. 암에 걸리기 전에는 술을 많이 마시고 기절한듯 자는 경우가 많았기 때문에 불면증이 있었는지 잘 기억이 나지 않습니다.

　그런데 암에 걸리고 2차 항암 치료를 받을 때부터는 잠을 제대로 잘 수 없었습니다. 그때는 통증이 심해서 잠을 이루지 못했다고 생각했는데 지금 생각해 보면 항암 치료 중의 항암제로 인해 생긴 불면증이었습니다.

　입원해 항암 치료를 받을 때는 환각이나 몽유 증상 등의 부작용으로 말도 많고 탈도 많은 수면제 졸피뎀을 처방받았습니다. 이 약을 먹으면 30분 이내로 기절해 잠이 드는데 3시간 정도면 바로 깨어났습니다. 이걸 수면 유지 장애라 하더군요. 참고로 잠이 들지 않는 증상을 입면 장애라고 합니다. 결국 추가로 신경안정제를 처방받아 퇴원하기를 반복했습니다.

불면증이 생긴 저는 지금도 무려 네 가지 약을 먹고 있습니다. 주로 항우울제나 신경안정제 계열의 약들입니다. 처음에는 세 가지 종류의 약 3알로 시작해 네 가지 종류의 약 5알로 늘었습니다.

리보트릴 0.5mg 1알, 쿠에타핀 25mg 1알, 트라조돈 25mg 2알에 2020년 말부터 추가로 사일레노 3mg 1알이 그것입니다. 다행히 이 정도 용량은 걱정했던 의존성이나 중독성이 생기지는 않는다고 정신건강의학과 의사의 설명을 들었습니다.

이 중 리보트릴은 향정신성의약품으로 약병에 빨간색으로 향정신성이라고 도장같이 찍혀있습니다. 리보트릴은 간질약으로 공황장애 치료에도 쓰입니다. 적은 용량은 수면 장애 치료에 쓰이지만 고용량을 장기간 복용하면 의존성이나 금단 증상, 자살 충동까지 일으킬 수 있기 때문에 리보트릴을 먹게 된다면 약을 먹을 때는 물론 끊을 때도 반드시 의사의 지시에 따라야 부작용을 예방할 수 있습니다.

저는 현재 두 달에 한 번씩 대학병원을 찾아 약을 처방받고 있습니다. 저의 수면 패턴은 잠이 들고 깨길 반복해 온종일 피곤함을 느껴 이 모든 상황을 정신건강의학과 전문의와 상의하면서 약의 종류와 용량을 결정해 나갑니다. 치료의 핵심은 증상과 효과, 부작용 등을 살피며 미세하게 조절해 나갈 수 있다는 데 있습니다. 필요하다면 항암 주치의에게 정신과 협진을 요청하는 방법도 있습니다. 그렇기 때문에 잘못된 선입견으로 정신과 방문을 두려워하지 마세요.

멜라토닌 호르몬은 잠과 관련된 호르몬입니다. 해외에서는 멜라토닌이 건강기능식품으로도 팔리고 있지만 한국에서는 이 약을 전문의약품으로 분류합니다. 제품명으로는 서카딘, 라톤, 멜라킹 등이 있습니다. 멜라토닌은 해외에서 직구하는 방법도 있는데 관세청을 통해 정식으로 통관이 되려면 해당 제품의 이름과 수량 등을 적은 의사의 처방서가 있어야 합니다. 멜라토닌을 직접 먹어본 적이 있는데 수면 유지에는 조금 도움이 됐어도 잠이 들게는 하지 않았습니다.

불면증 치료에는 인지행동 치료도 중요한 역할을 합니다. 그 1순위가 침대에서 스마트폰을 멀리하는 것으로 침대는 잠만 자는 곳이라고 스스로에게 인지시켜야 합니다. 또 하나, 스마트폰에서 나오는 밝은 불빛은 밤인데도 우리 뇌가 낮으로 인식하게 만듭니다. 멜라토닌 호르몬은 밤 10시부터 새벽 2시 사이에 뇌에서 가장 많이 분비되는데 만약 낮과 밤이 뒤바뀌면 멜라토닌 호르몬 분비가 정상적으로 유지하기 어렵게 됩니다. 그러니 밝게 빛나는 스마트폰 등은 침대에서 멀리 내려놓으세요. 이와 함께 낮에 햇볕을 받으며 걸으면 밤에 멜라토닌 호르몬이 많이 분비돼 잠을 자는 데 도움을 준다고 합니다.

잠을 잘 자는 일은 면역력을 높이는 가장 중요한 요소입니다. 암 환자에게 잠이 특히 중요한 이유입니다. 독일 튀빙겐대학 연구팀은 2019년, 면역의 핵심인 T세포는 잠을 충분히 잤을 때 더 높은 활성도를 보였다는 연구 결과를 발표하기도 했습니다.[2] 건강한 사람도 마찬가지지만 암 환자라면 하루 7시간 정도는 충분히 잘 수 있도록 해야겠습니다.

대한수면학회[3]에서는 불면증이 있는 사람들을 위해 잠을 잘 자기 위해 지켜야 할 10가지를 제안했는데 수면을 방해하는 술, 담배는 암 환자라면 절대 하지 않을 테니 나머지 8가지만 살펴보겠습니다.

---

[2] 〈더사이언스타임즈〉 2019. 2. 14 "잠이 보약인 과학적인 이유"
(https://www.sciencetimes.co.kr/?p=187682)
[3] http://www.sleepmed.or.kr/content/info/insomnia.html

1 항상 같은 시간에 잠자리에서 일어난다.

2 잠자리에 들기 4~6시간 전에는 커피 등의 카페인을 복용하지 않는다. 하루에 복용하는 카페인의 총량도 줄인다.

3 잠자기 전 과식해서는 안 된다. 반면 가벼운 간식은 수면을 유도해 도움을 준다.

4 오후의 규칙적인 운동은 깊은 수면을 유도할 수 있다. 그러나 수면 3~4시간 전에 하는 격렬한 운동은 수면에 방해가 된다.

5 가능하면 소음, 빛, 높은 실내온도는 최소화하는 것이 좋다.

6 자명종은 가능한 한 잠자리에서 치우는 것이 좋다.

7 낮잠을 피하라.

8 잠자리에 들기 전 체온을 올릴 수 있도록 20분 정도 더운물에서 목욕하라.

암 치료를 위해
산에 들어가 살아야 하나요

　암이 의심돼 조직검사를 받고 나서 최종 암 선고를 받기 전, 저는 답답한 마음에 바다가 보고 싶었습니다. 제주도나 부산을 찾았던 이유도 당시 제 마음이 막혔기 때문이겠지요. 그런 이유로 조직검사 결과는 제주도에서 들었습니다. 역시 악성 종양이었습니다. 다만 그 종양이 혈액암 계열이라는 사실은 상상조차 못했던 일이기에 제게 놀라움으로 다가왔습니다.

　항암 치료 중에는 부산의 바닷가가 보고 싶어 무리하게 찾아갔다 폐렴에 걸리기도 했습니다. 폐암이라면 공기가 맑은 산속에서 머무는 것이 좋겠지만 암 환자는 어디에서 항암 치료라는 인고의 시간을 보내야 할까요.

　항암 치료 중에는 응급 상황이 꽤 자주 생기기 때문에 병원이

가깝다면 집이 암을 치료하기에 가장 좋은 장소가 됩니다. 응급 상황의 대표적인 예로는 폐렴 등 감염에 의한 발열이 있습니다. 항암 치료 중에는 모든 진료가 항암 치료와 연계돼 있어 열이 난다고 해서 아무 약이나 쓸 수 없기 때문에 아무 대학병원 응급실을 찾아간다고 해도 잘 받아주지 않습니다. 그래서 집이든 아니든 치료받는 병원에서 가까운 곳에서 생활하는 것이 가장 효율적입니다.

지방에서 거주하는데 서울의 큰 병원에서 치료받는 경우 고민이 많아집니다. 병원 근처의 요양병원을 찾기도 하지만 비용이 만만치 않습니다. 호텔이나 에어비앤비 등의 숙박 시설은 항암 치료 중 호중구 수치가 떨어질 때 감염 등의 문제가 생길 수 있습니다. 우선 감염에 취약하다고 생각될 때는 그 조건을 우선순위에서 뒤로 두는 게 맞는 것 같습니다.

결국 환자의 상태에 따라 치료를 받을 장소를 결정할 수밖에 없는데 이때에는 몸과 재정 상태 모두를 고려해야 합니다. 우선 치료받는 병원이 입원해서 항암 치료가 가능하다면 입원 항암을 선택하는 것이 몸과 돈 문제를 모두 고려했을 때 가장 좋습니다. 요즘에는 보호자나 개인 고용 간병인 대신, 간호사와 간호 보조 인력이 병원에서 전문적으로 24시간 간호 서비스를 하는 간호간병통합서비스 병원도 많습니다.

보통 방사선 치료 자체는 길어야 10분이면 끝나기 때문에 입원해서 치료받는 경우는 드뭅니다. 방사선 치료처럼 주 5일 짧은 시간 동안 연속으로 치료받다 주말에는 쉬고 또 5일 치료받는 일정이라면 치료받고 있는 병원 근처 요양병원을 이용해 보는 것도 고려해 볼 만합니다.

그런데 병원과 집이 멀어 왔다 갔다 하기 어려운 경우라면 치료 기간 동안 요양병원에 머무르는 방법도 추천할 만합니다. 그 방법은 이동 거리 문제나 응급 상황 시 치료받고 있는 병원 응급실로 빠르게 이동할 수 있다는 장점이 있습니다. 물론 비용이 문제이긴 합니다.

저의 경우 주치의가 통원 항암과 입원 항암을 선택하라고 했을 때 주저 없이 입원 항암을 택했습니다. 그렇게 입원해 항암 치료를 받다 호중구 수치가 안심할 단계에 올라 감염의 우려가 적을 때는 병원 근처 비즈니스호텔에 머물러 통원 치료를 받기도 했습니다. 집에 부담을 주기 싫었고 겨울이라 감기 등 아이들을 통한 감염도 무시할 수 없었습니다.

그 방법은 항생제 치료 또는 방사선 치료를 받을 때도 이용해 보았는데 결과적으로 나쁘지 않았습니다. 물론 혼자 거동이 가능했기 때문에 가능했던 방법 같습니다. 만약 보호자가 꼭 필요한 경우라면 추천하기 어려울 듯합니다.

무엇보다 치료받는 환자의 마음이 제일 중요합니다. 지인의 어머니가 폐암을 앓고 있었는데 요양병원으로 모시자 매우 화를 내며 자신을 기둬두는 것이냐며 화를 냈다고 합니다. 암 치료 중에 우울증까지 오면서 예민해지신 것 같다고 지인은 말했습니다. 결국 요양병원에서 하루도 지내지 못하고 고향의 집으로 되돌아갔다고 합니다.

결국 마음 편하게 머물 수 있는 곳이 제일 좋은 곳 같습니다. 그곳이 산이든 바다든 어느 곳이든 말입니다.

항암 치료 중에는 먹을 수 있다면
일단 뭐든 먹는 것이 좋습니다

암에 걸리면 제일 먼저 먹는 것을 고민하게 되거나 먹던 것을 탓하게 됩니다. 술은 위암과 간암의 원인이니 바로 끊는 것이 맞겠죠. 이렇듯 항암 치료 중에는 무엇을 먹을 것인가가 환자들의 가장 큰 고민입니다. 세 가지 흰 식품이라는 뜻의 3백 식품이라 하여 설탕, 백미, 밀가루를 멀리해야 한다는 말도 많이 듣게 됩니다. 암의 가장 큰 먹이가 당분이라는 말 때문입니다.

그런데 무엇을 먹을지 고르기도 전에 항암 치료를 받게 되면 입맛이 뚝 떨어집니다. 항암제로 인해 위부터 대장까지 불이 난 것 같아 119를 부르고 싶을 정도니까요. 이때는 목구멍으로 음식을 넘기는 일 자체가 곤욕입니다. 주변에서 몸에 좋은 음식이라며 이것저것 챙겨주기도 하지만 세포독성 항암제의 경우 위와 장의 점막은 물론 입 안의 점막까지 약하게 만들기 때문에 구토 증상부터 구내염까지 생길 수 있어 기본적으로 식사 자체가 어려워집니다. 하지만 아무리 그렇다고 해도 식사를 걸러서는 안 됩니다. 몸이 버텨야 암을 이겨낼 수 있으니 말이지요.

빵, 라면, 햄버거 이런 음식들이 몸에 좋지 않다는 말은 평소 건강할 때도 마찬가지로 듣는 이야기입니다. 탄수화물과 패스트푸드가 비만의 근원이고 비만은 만병, 특히 암을 일으킨다고 알려져 있기 때문입니다. 그러니 항암 치료 중인 사람에게 이런 음식을 먹으라고 권하는 가족은 없을 것입니다. 그래서 유기농에, 현미에, 채소 주스에, 몸에 좋은 것만 권하게 됩니다. 문제는 정작 당사자가 잘 먹게 되지 않는다는 데 있습니다.

암 환자 하면 떠오르는 이미지는 비쩍 마른 몸입니다. 저도 암 치료 중에 그랬을까요? 아닙니다, 저는 조금 다른 이유로 인생 최대치의 몸무게를 갱신했습니다.

항암 치료를 받을 때는 항암제가 빨리 몸에서 빠져나가게 하기 위해, 또 신장을 보호하기 위해 계속 수액을 맞았습니다. 몸에 수액이 들어가고 물이 잘 빠져나가지 않아 몸이 붓기 시작했습니다. 그래서 1차 항암 치료를 받고 나니 3kg 정도 몸무게가 늘었는데, 2차 항암 치료를 시작할 때는 1kg 정도만 빠지고

2kg 정도는 그대로 붙어있었습니다. 그렇게 6차 항암 치료를 마치자 몸무게는 10kg 이상 불어났습니다. 의사는 항암 치료를 끝내고 나면 살이 빠지는데 그때 빼면 된다고 설명했습니다.

저는 항암 치료 중 미식거리고 토가 쏠렸는데 그 증상이 잠시 가라앉고 나면 이상하게도 피자와 햄버거가 그렇게 당겼습니다. 그래서 병원 지하 빵집의 피자 등을 사서 한 조각씩 먹었습니다. 반면 라면은 먹고 싶지 않더군요. 그러니까 저는 소위 말하는 먹으면 안 된다는 것들을 항암 치료 중에 먹었습니다.

지금은 후회하는 부분이기도 해서 남들에게는 절대로 추천하지는 않습니다. 다만 그 덕분에 체력을 잃지 않고 항암 치료 기간 동안 버틸 수 있었습니다. 지금은 누가 항암 치료 중에 입맛이 떨어졌다고 하면 수육이나 삼계탕, 초계 국수 같은 것을 추천합니다.

악액질惡液質, Cachexia이라는 어려운 말이 있습니다. 악액질은 한마디로 암이 영양분을 빼앗아 가고 몸은 말라가는 상태입니다. 서울아산병원 홈페이지[4]를 보면 악액질을 "칼로리를 보충해도 비가역적인 체질량의 소실이 이루어지는 전신 영양 부족

---

[4] http://www.amc.seoul.kr/asan/healthinfo/disease/diseaseDetail.do?contentId=32453

상태"로 정의하고 원인을 "결핵이나 당뇨와 같은 만성 질환, 암 같은 악성 소모성 질환"으로 꼽았습니다. 정상적으로 밥을 먹어도 몸무게가 계속 빠져나가는 영양장애 상태를 말하는 것으로 근육과 지방도 다 빠져나가 이집트 미라처럼 앙상하게 살이 빠지는 상황입니다. 이런 상태가 되면 암을 이겨내기 매우 어려워 차라리 저처럼 항암 치료 기간에는 몸무게가 조금 더 나가는 게 낫다고 주치의는 말해줬습니다. 물론 항암 치료가 끝나면 표준 몸무게로 돌아가야 합니다.

밥을 먹지 못하거나 몸무게가 줄어 걱정이라면 영양 수액을 맞는 것도 도움이 됩니다. 정맥 영양 주사 중에는 흰우유 같은 것을 포함해 수액 팩 모양이 3개로 나뉘어 있는 것이 있습니다. 이 수액은 단백질아미노산과, 지방지질, 탄수화물포도당 등 3대 영양소가 모두 포함되어 있는 주사입니다. 음식을 먹을 수 없는 상황이 계속된다면 이 주사를 맞는 것도 추천합니다. 이 주사는 동네 병원에서도 요청하면 맞을 수 있습니다. 물론 요양병원에서도 놔줍니다.

악액질 정도까지는 아니지만 항암 치료 중이나 항암 치료 후에도 식욕 자체가 없다면 식욕 촉진제를 처방받는 게 좋습니다. 메게이스Megace라는 약이 대표적으로 저는 먹어보지는 않았지만 입맛을 돋워주는 효과가 상당히 좋다고 합니다. 물론 전문의 약품으로 의사의 처방이 꼭 필요합니다.

세포독성 항암제를 맞아 호중구 수치가 낮을 때는 날것, 즉 익히지 않은 모든 음식은 먹어서는 안 된다는 점을 다시 한 번 반복해서 말해둡니다.

현미와 채식, 할 수 있다면
해보는 것도 좋습니다

암에 걸리면 고기를 끊어야 할까요? 고기는 항생제와 호르몬 범벅이니 암 환자는 절대 멀리해야 하는 음식일까요? 유기농 현미와 채식만이 답일까요? 만약 그렇게 믿고 계신다면 그렇게 드셔도 됩니다. 먹는 것에 관해서는 답은 없습니다. 환자가 몸에 좋다는 믿음을 가지고 먹으면 몸도 건강해진다고 저는 생각합니다. 그것이 플라세보Placebo, 즉 위약 효과일 수도 있지만 무시할 수만은 없다고 생각합니다.

이 음식을 먹고 몸이 좋아질 것이라 믿는다면 그 음식이 누가 보아도 명백하게 해를 주는 것이 아니라면 다 먹어도 괜찮다고 저는 생각합니다. 단 앞서 말한 것처럼 항암 치료로 호중구 수치가 떨어졌을 때 날음식을 먹으면 절대적으로 감염 위험이 있습니다. 이때에는 모든 음식을 익혀 먹어야 하는데 생선회는 당연히 먹어서는 안 되며, 김치도 볶아서 먹어야 합니다.

호중구 수치가 정상으로 돌아왔다면 사실 모든 음식을 먹어도 됩니다. 다만 항암 치료 중에는 녹즙, 버섯 등을 달인 물은 간에 부담을 줄 수 있고, 실제로도 간 수치에 영향을 줄 수 있어 병원에서 말하는 먹어서는 안 될 대표적인 음식입니다.

케톤 식사가 항암에 좋다는 말이 있습니다. 당분, 즉 탄수화물을 극단적으로 줄이고 몸에 좋은 지방과 단백질만 먹는 것을 말합니다. 케톤식은 실제로 난치성 소아 뇌전증 환자에게 적용되고 있는데 항경련제를 먹어도 경련을 멈추지 못하는 어린이 환자에게 효과가 있는 것으로 알려져 있습니다. 하지만 이 케톤식은 항암의 효과와 관련해서는 논란이 있습니다. 암은 당분만을 영양소로 삼는 것이 아니라 지방과 단백질도 영양소로 사용하고 있기 때문입니다.

다시 말해서 탄수화물을 끊는다고 해서 암이 굶어 죽는 것이 아닙니다. 그렇다고 해서 암이 특별하게 좋아하는 당분 중심으로 먹어서도 곤란하겠죠.

너무 복잡하게 생각할 필요는 없습니다. 탄수화물, 단백질, 지방을 모두 적당하게 먹으면 됩니다. 꼭 정답이 필요하다면 탄수화물, 단백질, 지방을 말하는 '탄단지'의 비율을 저低탄-중中단-저低지 정도로 맞춰 먹는 게 어떤가 합니다. 암 환자 식사와 일반인의 건강식이 다를 필요가 없기 때문입니다.

마트에서도 판매하고 있는 무항생제 닭, 무항생제 돼지고기 이야기를 듣거나 보셨을 겁니다. 아마 유기농이라는 말이 더 쉽게 이해될 것 같습니다. 그뿐만 아니라 풀만 먹인 소고기도 팔고 있습니다. 당연히 그렇지 않은 경우보다 유기농, 무농약 음식이 우리 몸에 좋겠지요. 그렇습니다. 이 말은 암 환자에게 특별히 더 좋다는 뜻이 아니라 일반인도 마찬가지라는 이야기입니다.

일반인도, 암 환자도 모두 건강한 음식 재료를 선택해서 과식하지 않는 범위에서 적당한 양을 맛있게 먹으면 됩니다. 이것이 암 환자가 먹거리 스트레스에서 벗어나는 길이라고 저는 생각합니다. 건강을 생각한다고 지나치게 까다롭게 음식을 고르면 그 일 자체가 스트레스고 암을 키울 수 있습니다. 상식선에서 건강한 음식을 먹으면 됩니다.

또한 지속 가능하지 않은 모든 일은 결국 실패하고 맙니다. 유기농 현미와 채식을 평생 실천할 수 있다면 그렇게 하시는 것도 좋습니다. 물론 저는 불가능합니다.

참고로 전립선암 치료를 받으셨던 저희 아버지께서는 매 끼니 샤부샤부를 드십니다. 말처럼 거창한 음식을 먹는 것은 아닙니다. 약간의 고기와 제철 채소들을 간장 육수에 한 번 데쳐 먹는 음식이니까 말이죠. 생채소는 소화가 쉽지 않은데 살짝 데치면 소화가 잘됩니다. 물론 너무 오래 삶으면 비타민이 파괴된다고 하니 정말 몇 초 정도만, 씻어내듯 데치기 때문에 혹시 남아 있을지도 모르는 농약이나 불순물들도 걸러낼 수 있다고 믿고 계십니다. 저는 아버지의 그 믿음이 5년 암 완치를 이끌어냈다고 생각합니다.

참고로 아버지는 얇게 썬 고기도 몇 점 함께 데쳐서 드십니다. 물에 담근 고기는 맛이 없다고 안 먹는 사람도 있습니다만 아무래도 불에 닿아 일부 그을음이 묻은 고기보다야 훨씬 몸에 좋겠죠. 저는 그렇다고 생각합니다.

《동의보감》에는 식사 후에 삼 백 보 이상 걸으라고 써있다고 합니다. 적당히 먹고, 걸으면 소화도 잘되고 식사 후 바로 누웠을 때 생기는 역류성 식도염도 막을 수 있습니다.

밥을 먹고 걸어보세요. 건강에도, 기분도 좋아집니다.

항암 치료 중에
치과 진료를 받아도 되나요

저는 암 선고를 받고 난 뒤 가능한 한 빨리 항암 치료를 받아야만 했기에 입원실 차례가 오기만을 기다렸습니다. 제가 걸린 암 종류가 공격성Aggressive이었기 때문에 시간이 지날수록 암이 빨리 퍼지고 커진다는 진단에서였습니다. 그럼에도 혈액종양내과 의사를 만나고, 추가 조직검사를 하고, 입원 대기 기간까지 합하면 실제 항암 치료를 받는 날까지는 한 달 가까이 기다려야만 했습니다.

그런데 그사이 치아가 조금 불편하고 걱정됐습니다. 그래서 동네 치과 주치의를 자처해 준, 친구가 원장으로 있는 치과를 먼저 방문했습니다. 치과 진료는 항암 치료 최소 3주 전에는 받아야 한다고 병원에서 이야기했기 때문입니다. 다음의 글은 오정연 연세레이치과 원장님의 자문을 받았습니다.

우선 저는 잇몸에 염증이 없는지, 썩은 곳은 없는지 검사를 하고 스케일링을 받았습니다. 항생제를 먹어야 할 정도의 문제는 발견되지 않았고 스케일링 정도로 괜찮아질 수 있는 염증이라는 진단이 내려졌습니다. 지금 치과 치료를 받고 나면 언제 또 치료를 받을 수 있을지 알 수 없기 때문에 최대한 꼼꼼하게 진료를 받았습니다.

결론부터 말하자면 암 치료가 예정돼 있다면 동네 치과를 방문해 반드시 구강 검진을 미리 받아야 합니다. 항암 치료를 받기 전에 상태가 좋지 않은 치아는 모두 발치 또는 치료를 받아야 하고, 발치를 해야 한다면 항암 치료 3주 전, 최소 2주 전에는 해야 합니다. 통상 항암 치료가 끝나고 혈소판 수치와 백혈구 수치 등이 정상으로 돌아오면 치과 진료는 가능합니다. 틀니처럼 의치를 한 경우 의치와 잇몸이 잘 맞지 않으면 의치가 항암 치료로 약해진 점막을 자극해 구내염을 유발할 수 있으므로 항암 치료 전에 점검해 봐야 합니다.

문제는 미리 충분한 치과 치료를 받지 못한 채 항암 치료를 시작했는데 치료 중 치아에 문제가 생긴 경우입니다. 항암 치료 중에는 호중구 수치가 떨어지는 등 면역력이 저하됩니다. 안 그래도 감염 위험이 커진 상황에서 이를 뽑거나 피가 나는 임플란트 등의 치료를 받으면 균들이 치아 치료로 생긴 상처를 통해 몸 안으로 들어갈 수 있습니다. 심할 경우 폐렴이나 패혈증까지도 일으킬 수 있으며 혈소판 수치가 낮을 때는 지혈이 잘되지 않거나 출혈 위험도 있습니다. 이 모두가 항암제 때문으로 항암 치료 중에는 발치는 해서는 안 된다고 생각하는 게 좋습니다.

그러나 치아가 부러지는 등 응급 상황이 생긴 경우에는 항암 치료를 받는 병원에서 치과 협진을 받아야 하는데 이때 종양내과 주치의의 소견서를 받아야 합니다. 발치를 하고 난 뒤 잇몸이 아무는 데 2주 정도의 시간이 걸립니다. 그래서 항암 치료도 2주에서 4주 정도를 중단하기도 하는데 주치의에게 그렇게 일정을 조정해도 괜찮은지 확인을 받아야 합니다. 종양내과와 치과, 환자와의 3자 간 소통이 중요한 대목입니다.

항암 치료 중 구강 점막이 약해지면 구내염이 생길 수 있습니다. 이는 흔한 부작용이지만 구내염이 생기면 그 통증이 상당해 음식 섭취가 어려워져 암 환자의 영양상태가 나빠질 수도 있습니다. 이때에는 동네 치과를 방문해 가글액과 소염진통제 등을 처방받을 수 있습니다. 구내염을 제대로 치료하지 않으면 2차

감염이 생길 수도 있어 저는 입원했을 때 식염수와 탄툼액벤지다민을 처방받았습니다. 추가로 헥사메딘클로르헥시딘, 아프니벤큐디클로페낙 등의 가글액이 있습니다.

만약 두경부 방사선 치료를 받을 예정이라면 방사선 치료로 침샘이 위축돼서 구강건조증이 심해지고 나아가 치경부 우식증, 즉 치아가 심하게 썩을 수 있습니다. 그래서 방사선 치료 전에 고농도 불소 도포를 받으면 충치 예방에 도움이 됩니다.

누가 암 명의인가요

암이 의심 또는 확진되고 나면 가장 큰 고민 가운데 하나가 바로 어느 병원의, 어느 의사를 찾아가느냐 하는 것입니다. 저는 자신이 전공한 암을 많이 치료해 본 의사가 최고의 명의라고 생각합니다. 특히 암의 세부 종류까지 따져 자신의 암을 가장 많이 경험한 의사를 찾는 노력이 필요합니다. 환자 또는 보호자와 정서적으로 잘 맞는 일도 중요하겠지만 그것은 이차적인 문제입니다. 치료가 우선이기 때문입니다.

혈액암을 예로 들자면 대표적으로 백혈병이 있고 림프종, 골수종, 골수형성이상증후군 등이 있습니다. 각각의 병도 수 가지에서 수십 가지 세부 아형이 존재합니다. 따라서 혈액종양학과 의료진 중에는 백혈병을 전공한 전문의도 있고 림프종을 전공한 전문의도 있습니다. 따라서 무작정 서울의 몇 대 대학병원 또는 종합병원을 찾아갈 것이 아니라 자신의 암을 가장 많이 치료한 의사를 찾는 노력이 필요합니다. 일단 한 병원에서 주치의가 정해지면 그 병원에서는 주치의를 변경하는 것은 불가능에 가깝습니다. 현재 병원 관행이 그렇습니다. 첫 단추를 잘 꿰야 하는 이유입니다.

단순히 폐암은 어디가, 간암은 어디가 잘한다는 정도가 돼서는 안 됩니다. 예를 들어 희귀암 중 육종암은 몸의 결합조직, 즉 뼈나 근육, 신경, 지방 조직 등에 생기는 암입니다. 육종암은 뼈에 생기면 골육종인데 이 골육종의 경우 역시 수술, 항암, 방사선 치료, 즉 3대 암 치료가 기본으로 부위마다 수술을 많이 해본 의사가 다 다릅니다. A라는 병원의 의사는 수술할 수 없다며 다른 병원을 찾아가라고 했고, 결국 B라는 병원의 의사를 찾아갔는데 수술할 수 있다고 해서 성공한 사례도 봤습니다.

내가 진단받은 암 전문 병원과 전문의를 잘 모르겠다면 해당 암의 전문센터가 있는 병원을 먼저 찾아보면 우리가 찾는 명의를 만날 가능성이 높습니다. 골육종을 다루는 병원 중에는 원자력병원 등처럼 골연부종양센터가 있는 곳이 있고, 서울대학교병원 등처럼 근골격종양센터가 있는 곳이 있습니다.

그러나 간암이나 위암, 폐암 등 한국인에게 많이 발생하는 암일 경우에는 거의 모든 대학병원이 해당 암 센터를 가지고 있습니다. 이 경우 역시 병원 홈페이지에서 의료인 정보를 찾아 해당 의사가 무엇을 전공했고, 현재 어느 분야를 전문으로 하고 있는지 자세히 살펴보아야 합니다. 이러한 정보는 내부분의 병원 홈페이지에 잘 정리되어 공개하고 있습니다.

인터넷 암 카페에 문의해 보는 것도 한 가지 방법입니다. 이러한 질문은 암 카페에서 가장 많이 하는 질문이기도 하고 답변도 많이 달립니다. 특히 병원과 의사가 환자, 보호자와 정서적으로 잘 맞을지를 알아볼 때도 암 카페를 활용할 수 있습니다.

치료를 받을 때 명확하고 간결한 설명을 원하는 환자가 있을 수 있고, 반대로 자세한 설명을 원하는 환자가 있을 수도 있습니다. 모든 상황에서 의료진이 답을 먼저 제시해 주기를 원할 수 있고, 반대로 의료진이 선택지를 제시해서 환자가 고를 수 있기를 바랄 수도 있습니다.

이 부분은 개인 선호의 영역이고 의사 성향의 영역이기 때문에 정답은 없습니다. 인터넷 카페의 특성상 개인의 경험만 적는 경우가 많기 때문에 그 환자와는 맞지 않았지만 자신과는 잘 맞을 수도 있습니다. 인터넷 카페의 평가를 일방적으로 믿어서는 안 된다는 말입니다.

치료 도중 주치의와 맞지 않아 마음의 상처를 받는 경우를 많이 봤습니다. 이 또한 누구의 잘못도 아닙니다. 치료를 받을 때 우리는 정보 비대칭 상황에 놓입니다. 내 몸이지만 정작 내 몸을 의사보다 적게 알 수밖에 없습니다. 그래서 의사에게 치료 선택지를 듣는다고 해도 선택할 능력이 환자에게는 없을 수 있습니다. 의사가 수많은 환자를 치료해야 하는 상황에서는 답만 이야기해 주는 것이 효율적일 수도 있습니다. 이 과정에서 환자는 마음의 상처를 받을 수도, 희망을 얻을 수도 있습니다.

꼼꼼하게 알아본다고 여기저기 돌아다닌다고 해결되는 문제도 아닙니다. 암은 대부분 성격이 급한 편입니다. 일단 치료가 정해지면 주치의를 믿고 끝까지 가보는 겁니다. 쇼핑하듯 의사를 찾아다니다 치료 시기를 놓치는 것보다 어리석은 일은 없으니 말입니다. 한 가지 더 말하자면 의사가 어떤 치료를 할지 말지 물어온다면 저는 하는 쪽으로 답을 하는 게 좋다고 생각합니다.

암은 호락호락 쉽게 물러서지 않습니다. 주변의 이야기를 듣고 또는 쉽게 자연 치료라는 이름으로 병원을 등지는 선택을 하지 않기를 개인적으로 바랍니다. 기적은 존재하지만 확률이

너무 낮습니다. 암 치료 성공의 확률을 높이려면 환자와 의사
는 서로 손을 잡아야 합니다. 해보는 데까지 해봐야 후회도 없
습니다. 물론 모든 선택은 환자 본인의 몫입니다. 자신의 생명
이기 때문입니다.

암 치료가 끝났어요.
이제부터 저는 뭘 해야 하나요

수술·항암·방사선, 이 3대 암 치료를 통해 완전관해를 얻으신 분들에게 우선 축하의 말씀을 드립니다. 이제는 우리 몸에 눈에 보이는 암은 없습니다. 그러나 치료로 몸은 만신창이가 돼 있을 가능성이 큽니다. 이제부터는 이 몸을 다시 건강하게 되살려야 합니다. 3대 암 치료 모두 몸의 면역력을 극도로 악화시키기 때문입니다.

암에 걸린 사람들은 완치 판정을 받았다 해도 재발과 이에 동반한 전이를 가장 두려워하고 살아가게 됩니다. 아쉽게도 완전관해를 얻었다 해도 CT, PET CT, MRI 등으로는 보이지 않은 미세잔존암이 우리 몸에 있을 수 있습니다. 사실 건강한 사람도 하루에 수천, 수만 개의 암세포가 생기지만 면역 세포들이 이를 잡아먹고 있습니다. 그래서 우리는 면역력을 회복해 미세잔존 암에 대항해 암을 이겨내도록 몸을 만들어야 합니다.

회복의 큰 축은 영양과 운동 그리고 마음입니다. 단순히 암에 걸린 이전으로 돌아가서는 암이 다시 재발할 수 있습니다. 그래서 우리는 변해야 합니다. 나르게 살아야 합니다.

항암 치료 중에는 먹을 수 있다면 뭐든지 먹는 것이 좋다고 앞서 말씀드렸습니다. 항암 치료 후에는 이제 진짜 건강식이 필요합니다. 이때에는 건강식의 결과가 무엇보다 중요한데 이를 판단하는 기준은 혈액검사입니다. 평소에 정상적인 혈당과 혈중 지질을 유지하고 있는지를 확인하면 됩니다. 나쁜 지질인 LDL은 낮고, 좋은 지질인 HDL 수치는 높으며, 중성지방 수치는 정상 범위 이하여야 합니다. 당뇨가 아니더라도 당뇨 경계선에 닿을 만큼 혈당이 높다거나 이상 지질 혈증이 있다면 적극적으로 치료해야 합니다.

매달 한 번씩 받는 혈액검사에서 이 수치와 더불어 그동안 고생했던 간과 신장의 수치가 정상으로 돌아왔는지도 확인해야 합니다. 모든 혈액검사 수치에서 녹색불이 켜졌다면 무슨 음식을 드셨든지 간에 잘하고 계신 것입니다. 면역 회복도 혈액검사 등을 통해 검증할 수 있다는 점을 꼭 기억하시기 바랍니다.

면역력을 높이기 위한 단 한 가지 방법을 꼽으라면 단연 운동입니다. 암을 겪고 나면 사실 밖으로 나가는 일 자체가 두려울 수 있습니다. 저도 그랬으니까요. 하지만 최대한 자신을 응원하고 채찍질해 먼저 집 앞 아파트 단지를 몇 바퀴 도는 일부터 시작했습니다. 한강 공원이 가까웠기 때문에 점차 그곳까지 거리를 늘려 나갔습니다.

면역을 바로 세우는 일은 몸을 움직이는 과정에 있습니다. 그러니 저를 믿고 걸어보시기를 바랍니다. 참고로 가사 노동은 운동이 아닙니다. 밖으로 나가세요.

영양과 운동을 바로 세운 다음 고려해 볼 수 있는 일은 보충제와 약물입니다. 이 부분은 3부 '암 대사 치료, 실제로 해보니' 부분에서 자세히 언급하겠습니다.

그리고 또 한 가지 해야 할 일은 스트레스와 멀어지는 연습입니다. 마음 챙김으로 명상, 기도 무엇이든지 좋습니다. 스트레스가 암을 유발한다는 것은 논문을 찾지 않더라도 우리는 모두 경험으로 알고 있습니다.

면역을 위해 보조적인 방법도 추가해 볼 수 있습니다. 면역을 높이는 주사가 있는데 흉선추출물싸이모신알파 1이나 미슬토겨우살이 주사가 그것입니다. 저는 혈액암에 걸렸기 때문에 아쉽게도 이 주사는 적용 범위가 아닌 듯합니다. 실제로 미슬토 주사를 시험적으로 몇 번 맞아보고 난 뒤 열이 난 적이 있습니다. 정상적인 자극(?)일 수도 있지만 그러한 부작용까지 겪으면서 해야 할 치료는 아니라고 동네 병원 주치의가 말해 치료를 멈췄습니다. 하지만 저와 달리 유방암, 폐암, 산암, 대장암 등 일반적인 고형암을 겪었던 분들이라면 의사와 상의하에 맞아볼 수 있을 것 같습니다. 이 치료는 암 요양병원이나 개인 병원에서 주로 시행하고 있습니다.

면역 주사 대신 저는 면역 비타민이라 불리는 비타민 D 주사를 두 달에 한 번 정도씩 맞고 있습니다. 비타민 D의 정상 혈중 농도는 30~40ng/mL인데 혈액검사를 해보면 저는 그 수치보다 20ng/mL 정도 더 낮게 나왔습니다. 만약 검사 수치가 20ng/mL 이하의 비타민 D 결핍 상태라면 2,000~5,000IU짜리 비타민 D를 꽤 오래 먹어야 혈중 농도를 정상 수치로 올릴 수 있습니다. 물론 비타민 D는 햇볕을 쐬면 우리 몸에서 자연적으로 합성합니다.

반대로 생활에서 면역력을 떨어뜨리는 일은 피해야 합니다. 몸을 차갑게 하면 면역력이 떨어집니다. 비만은 몸에서 염증 물질을 만들어내고, 많은 암의 원인이 되기도 하니 만약 비만이라면 살을 빼야 합니다. 개인적으로 식이 조절과 운동이 어렵다면 비만 클리닉 상담도 추천합니다.

저는 몸에 부담이 되지 않은 범위 내에서 또한 향정신성의약품이 아닌 비만 치료제도 사용했습니다. 대신 본래 당뇨병 치료제로 개발됐던 리라글루티드 성분의 삭센다라는 주사제를 최소 용량인 0.6mg에서 더 높이지 않고 6개월 정도 사용했습니다. 삭센다를 맞는 동안 부작용으로 소화불량, 두통, 변비 등을 겪었습니다. 혈당이 높다면 엠파글리플로진 성분의 자디앙이라는 당뇨약도 체중조절에 간접적으로 도움이 될 수 있습니다. 자디앙은 포도당을 소변으로 배출시키는 약입니다. 물론 둘 다 의사의 진단과 처방이 필요합니다.

저는 6차 항암 치료를 끝냈을 때 105kg이라는 인생 몸무게를 찍었지만 지금은 85kg 내외로 유지하고 있습니다. 지금도 적정한 몸무게를 유지하기 위해 최대한 샐러드 등의 채소류를 많이 먹고 좋아하는 걷기와 달리기를 기회가 있을 때마다 하고 있습니다.

마지막으로 하나만 더 덧붙입니다. 모든 것을 기록하세요. 스마트폰 메모장도 종이 다이어리도 좋습니다. 매일 먹은 것, 운동한 것을 적으세요. 한 달에 한 번 동네 병원에서 혈액검사를 받은 결과 중 이상 수치는 추이를 관찰할 수 있도록 기록을 남겨야 합니다. 이 기록을 5년, 아니 남은 평생 계속하면 우리는 괜찮아질 수 있습니다. 건강해질 수 있습니다.

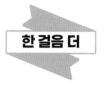

인공지능 'AI'가 앞당기는 암 완치

유방암 X선 영상 판독, AI가 더 정확했던 이유는?[5]

유방암 유무를 확인하기 위해 찍는 X선 영상을 유방조영술, 맘모그램(Mammogram)이라고 합니다. 받아보신 분은 아시겠지만 검사 자체가 매우 불편한 검사입니다. 동양 여성과 젊은 여성의 유방 조직은 상대적으로 더 조밀해 유방암 X선 검사는 흉부 X선보다 약간 더 강한 방사선을 조사하게 됩니다. 게다가 유방을 밀착 판으로 압박을 가해 촬영하게 됩니다.

그런데 이 유방조영술 영상을 바탕으로 유방암 여부를 판독해 봤을 때 영상의학 전문의보다 AI가 더 정확할 수 있다는 연구 결과가 과학전문지 〈네이처〉에 발표됐습니다.[6]

---

5) 이 글은 제가 2020년 1월 3일 KBS 〈글로벌 돋보기〉에 쓴 것을 재구성했습니다.
https://news.kbs.co.kr/news/view.do?ncd=4355195

지치지 않는 AI, 의사의 판독을 앞서다

AI가 전문의의 판독보다 더 정확했던 이유는 무엇일까요? 이는 아주 단순한 이유로 AI는 사람과 달리 지치지 않았기 때문에 가능했습니다. 사람은, 의사는 지칩니다. 미국 매사추세츠 종합병원 유방영상실 연구팀은 AI는 사람과 달리 "지치거나 지루함을 느끼지 않고 온종일 영상 판독을 할 수 있다"라고 설명했습니다.

2020년 1월 1일 미국 〈뉴욕타임스〉에 실린 노스웨스턴대학교 발표 사진을 보면 유방 엑스레이 사진에 미세하게 하얗고 주변보다 살짝 두꺼운 흔적과 같은 부분을 네모로 표시해 두었습니다.[7] AI가 유방 조직 내부에 숨어있는 암을 발견한 위치입니다. 6명의 영상의학 전문의는 일상적인 유방 촬영 사진에서 암을 찾아내지 못했다고 〈뉴욕타임스〉는 전했습니다.

AI 얼마나 더 정확했을까

영국 BBC와 〈뉴욕타임스〉의 보도를 바탕으로 연구 모델을 살펴보면 미국뿐만 아니라 구글 헬스(Google Health)와 임페리얼 칼리지 런던(Imperial College London) 등 국제 연구팀이 이 연구에 참여해 모델을 설

---

6) https://www.nature.com/articles/s41586-019-1799-6
7) https://www.nytimes.com/search?query=https%3A%2F%2Fwww.nytimes.com%2F2020%2F01%2F01%2Fhealth%2Fbreast-cancer-mammogram-artificial-+intelligence.html+

계했습니다. 이 AI는 유방암 진단을 받은 미국(7만 6천 명)과 영국(1만 5천 명)의 9만 1천여 명의 데이터를 학습했습니다.

이세돌과 AI와의 바둑 대결과 같은 실시간 대결은 아니었지만 AI와 영상의학 전문의들의 대결이 펼쳐졌습니다. 영국에서 2만 5천 명, 미국에서 3천 명 등 모두 2만 8천여 명의 유방 엑스레이 이미지가 이 대결을 위해 판독 대상이 되었습니다. AI는 즉시 유방 엑스레이 판독에 도전했는데 이에 앞서 엑스레이를 판독했던 영상의학 전문의들의 결과와 비교하는 방식이었습니다.

승자는 앞서 말씀드린 대로 AI였습니다. AI는 두 명의 의사가 협업했을 때와 비교해도 판독 속도에서 앞섰습니다. 구체적으로 살펴보면 미국 여성의 경우 AI가 암을 놓친, 그러니까 '거짓음성(False Negative)'으로 판독한 경우는 영상의학 전문의보다 5.7% 더 적었습니다. 영국 여성의 경우도 AI가 암을 놓치고 정상이라고 판단한 비율은 영상의학 전문의보다 2.7% 더 적었습니다. 암이 없는데도 있다고 '거짓양성(False Positive)' 판독한 경우도 AI가 사람보다 1.2% 더 적었습니다. 그만큼 AI가 사람보다 정확했다는 뜻입니다.

그렇다면 이 결과대로 앞으로는 AI가 인간을 대신해 진단과 치료를 할 수 있을까요? 구글 헬스의 도미닉 킹(Dominic King)은 "이번 연구를 자랑스럽게 생각한다"라고 말하며 "앞으로는 임상의가 유방암을 더욱 정확하게 발견할 수 있도록 도움을 주는 도구를 개발할 것"이라고 밝혔습니다.

이 AI 시스템은 아직 개발단계에 있어 광범위한 의료 행위에 사용할 수는 없다고 〈뉴욕타임스〉는 전했습니다.

AI는 바둑의 모든 기보를 외우듯 패턴을 인식하고, 이미지를 해석하도록 훈련을 계속하고 있습니다. 결국 인간의 오류를 보완할 수 있기 때문에 AI의 필요성은 분명해집니다.

미국에서는 매년 3천 3백만 건의 유방조영술이 시행되고 있습니다. 미국 암학회(American Cancer Society)는 이 검사에서 유방암의 20%를 놓치고 있다고 밝혔습니다. 이 때문에 조직 생검(Biopsy)을 추가로 받아야 하는 경우까지 있다고 덧붙였습니다.

BBC는 유방조영술을 해석할 수 있는 영상의학 전문의가 되기 위해서는 10년이 넘는 교육 기간이 필요하며 영국 전역에서 1,000명 이상의 영상의학 전문의가 부족하다고 보도했습니다. 구글 헬스 측은 BBC에 "AI는 피곤을 느끼지 않고 주 7일 24시간 일할 수 있습니다. 하지만 인간은 그럴 수 없습니다. 그래서 둘을 결합하는 것이 좋을 것"이라고 견해를 밝혔습니다.

AI 의료 기술, 한국은 어디까지 발전했을까

AI는 이미 한국에서도 영상 판독과 암 진단에 활용되기 시작했습니다. 서울대학교병원은 2019년 흉부 X선 검사 영상에서 폐암 의심을 판독하는 AI를 도입했습니다. 연세대 세브란스병원은 KT와 5G 기술 기반 AI 응급의료시스템을 개발하고 있습니다. 응급 환자의 데이터를 실시간으로 전송하고 골든 타임 안에 처치를 결정하는 데 도움을 주겠다는 복안입니다. 가천대 길병원과 부산대병원, 건양대병원은 IBM의 AI 시스템인 왓슨을 도입해 사용하고 있습니다.

정부는 2019년 'AI 국가 전략'을 발표했습니다. 2030년까지 최대 455조 원의 경제 효과를 창출하겠다는 계획인데 이 같은 전략의 기본 철학은 거스를 수 없는 대세인 AI가 사람과 협업하는, 즉 '사람 중심의 인공지능' 실현입니다.

현재 AI 분야에서 우리와 미국, 중국, 일본과의 격차는 분명합니다. 앞서 유방 X선 영상 판독 기술 개발처럼 의료분야에서도 구글, IBM 등은 여전히 이 분야에서 최전선에 있습니다.

사람 중심의 AI 기술 개발은 분명 우리의 삶의 질을 높이는 데 이바지할 것입니다. 이것이 우리가 두려움 없이 AI 기술 개발에 나서야 하는 이유입니다.

2부

암, 알면
두렵지 않습니다

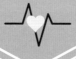

암을 바라보는 의학계의 시각이 넓고 깊어지고 있습니다. 이제 진단과 치료에 앞서 유전자 검사는 기본입니다. 유전자 돌연변이를 확인하고 이를 공격하는 표적항암제와 면역항암제가 치료의 뼈대가 되고 있습니다. 방사선 치료의 기술도 양성자와 중입자 치료기처럼 종양 부위만을 공격하고 정상 조직은 최대한 보호하는 방향으로 나아가고 있습니다.

하지만 암 환자가 이러한 조직검사지를 받게 되면 외계어로 쓴 것처럼 보입니다. 사실 암은 각 암마다 정형화되어 있기 때문에 그 규칙을 조금만 알면 누구나 조직검사지를 해독할 수 있어 더 이상 비밀 문자가 아닙니다.

자신의 유전자 변이를 확인하면 앞으로 어떤 약을 쓰게 될지, 예후는 어떨지를 짐작해 볼 수 있습니다. 새로운 약이 허가되면 임상 시험 결과가 공개됩니다. 그 결과를 보면 기존 약보다 얼마나 효과가 있는지도 알 수 있습니다.

하지만 안타깝게도 아직은 만병통치약이 없습니다. 단지 한 걸음 한 걸음 미지의 세계를 정복해 갈 뿐입니다.

2부에는 그 지도를 읽어내는 데 약간이나마 도움이 될 만한 내용을 정리했습니다. 함께 떠나 보시죠.

'암'이란 '말'에 대해서

암은 세포가 비정상적으로 증식해 주변 정상 조직을 침범하거나 다른 기관으로 퍼질 수 있는 병입니다. 국립암센터가 펴낸 《암용어사전》에 나온 정의로 여기서 핵심은 '이상 증식'입니다.

세포는 DNA에 이상이 생기면 이상한 단백질들을 만들어내면서 비정상적인 행동을 시작합니다. 이때 세포 스스로 DNA를 고치거나, 백혈구 등에 잡아먹히거나, 아포토시스Apoptosis, 즉 세포 자살을 통해 죽어 없어져야 합니다. 그런데 그러지 못하고 살아남게 되면 세포는 결국 점점 커져 종양이 됩니다.

암을 일으키는 원인은 DNA의 이상을 가져오는 모든 것들입니다. 담배와 미세먼지 등 발암물질 노출, 비만, 유전, 방사선, 호르몬, 스트레스, 활성산소, 그리고 노화까지 DNA에 손상을 주는 모든 것이 암을 일으킵니다.

이런 여러 가지 원인으로 인해 일단 암 '세포'가 되면 앞서 말한 대로 죽기를 저항하며 끊임없이 증식하고 주위에 새로운 혈관을 만들어가는데 이를 혈관 신생이라고 합니다. 그렇게 암세포는 증식하고 혈관을 만들어 스스로 영양 공급로를 확보합니다. 나아가 주변 조직과 장기를 침범해 영역을 넓혀갑니다. 이 과정에서 몸의 면역 체계를 회피해 가며 계속 살아남습니다. 암세포는 먹고 사는 데 산소를 많이 필요로 하는 정상 세포와는 달리 적은 산소로도 살아갑니다. 이를 혐기성 대사라고 합니다.

암세포의 이 모든 특징은 암을 치료하는 길이 되기도 합니다. 무한히 분열하는 특성을 공격하는 세포독성 항암제부터 혈관 신생이나 이상 단백질 생성을 억제하는 표적항암제, 조직을 침범해 가는 암세포를 수술과 방사선으로 떼어내거나 사멸시키는 등의 방법으로 말입니다. 그런데 여기서 의문이 한 가지 들게 됩니다. 암이면 암이지 종은 또 무엇일까요?

저는 2018년 가을, 혈액암 가운데 하나인 림프종에 걸렸습니다. 병에 걸리기 전에는 들어본 적도 없는 단어의 암이었습니다. 암이면 암이지 종은 또 무엇인가 했는데 알고 보니 종양의 '종', 즉 덩어리를 뜻합니다. 종腫이라는 한자는 '종기 종'입니다. 종양은 다시 악성Malignant과 양성Benign으로 나뉘는데 악성 종양만 암이라 부릅니다. 양성이면 혹, 결절 또는 지방종 등 ○○종으로 부릅니다. 악성과 양성의 차이는 전이되느냐 안 되느냐, 자라는 속도가 빠르냐 느리냐 등으로 나눕니다.

"암은 상피세포에서 생기는 암종癌腫과 지지조직支持組織 및 결체조직結締組織에서 생기는 육종肉腫으로 대별된다."

이 말은 《한국민족문화대백과사전》에서 암을 설명하는 말로 이 분류는 암이 어디에서 생겼느냐에 따라 두 가지로 구분한 것입니다. 상피세포란 피부나 장기의 바깥쪽 세포를 말합니다. 암종은 상피세포가 암으로 변해 상대적으로 단단한 악성 종양을 말하는데 우리가 아는 폐암, 간암, 위암, 유방암, 대장암, 췌장암 등 암 대부분이 여기에 속합니다. 육종은 뼈, 근육, 신경, 지방 조직 등에 생기는 악성 종양 정도로 이해하고 넘어가면 됩니다.

이를 참고하면 결국 제가 걸린 림프종은 면역계인 림프 조직에 생기는 종양으로 이해할 수 있습니다. 림프절에 염증이 생기면 림프절염, 종양이 생기면 림프종인데 악성이니 이를 림프암 혹은 임파선암, 임파암 등으로 부르기도 합니다.

이 밖에도 암에는 이름이 참 많습니다. 난소암 중에 투명세포암이라고 있습니다. 난소 표면의 세포질 안에 투명한 물질이 특이하게 차 있어서 붙은 이름입니다. 납작한 모양의 편평세포Squamous cell암은 폐나 난소, 피부 등에 생길 수 있습니다.

폐암은 암세포의 모양이 작은 소세포Small cell 폐암과 비非소세포Non small cell 폐암으로 나눕니다. 나누는 데는 그 의미가 있는데 소세포 폐암이 비소세포 폐암보다 병의 진행은 빠르지만 항암과 방사선 치료에 반응을 잘하는 특징이 있는 등 치료 예후와 치료법 이 두 가지가 매우 다르기 때문입니다.

조직학적 분류 중에 선암腺癌이라는 말도 있습니다. 점막이나 분비샘 등 분비 조직에서 출발한 암으로 유방암, 위암, 대장암, 고환암, 난소암, 췌장암 등 다양합니다.

암을 부르는 다른 말로 신생물Neoplasm도 있습니다. 조직검사지에 신생물이라는 단어를 많이 써서 저도 이게 뭔가 했습니다. 즉, 몸에 없었는데 '새로 생긴 이상 물질'이라는 단순한 뜻이었습니다.

고식적 치료 vs 근치적 치료,
완전관해 vs 부분관해

항암 치료를 시작하면 생소한 단어를 많이 듣게 됩니다. 영어로 된 것은 그렇다 치더라도 한국어도 새로운 말들을 많이 접하게 됩니다. 아무래도 일상생활에서는 잘 쓰지 않는 용어다 보니 감도 잘 잡히지 않는 경우가 많습니다.

대표적으로 고식적이라는 말과 근치적이라는 단어입니다. 고식姑息이라는 단어는 표준국어대사전에 "잠시 숨을 쉰다는 뜻으로, 우선 당장에는 탈이 없고 편안하게 지냄을 비유적으로 이르는 말"이라고 써있습니다. 그래서 고식적 치료라고 하면 임시방편적 치료, 즉 완화적Palliative 항암 치료를 뜻합니다.

한마디로 완치의 목적이 아니라는 거죠. 완치가 아니면 무엇을 할 수 있을까요. 적당한 항암 주사나 항암제, 방사선 치료 등을 통해 암이 더 이상 커지는 것을 막을 수 있고 통증도 경감할 수 있습니다. 암과 동행이라는 말을 여기서 쓸 수 있는데 생명을 최대한 연장하는 방법입니다. 암을 완전히 없앨 수는 없지만 충분한 가치가 있습니다. 삶의 질을 높이기 때문입니다.

근지根治는 한자로 뿌리 근에, 다스릴 지를 씁니다. 근치적 치료는 암의 뿌리를 뽑는 치료, 즉 완치를 목적으로 하는 치료를 뜻합니다. 제가 걸렸던 림프종의 경우 4기인 경우라 하더라도 항암제에 반응을 잘 한다면 완치를 목적으로 치료할 수 있습니다. 제 주치의는 처음 항암 치료를 시작할 때 암의 크기를 충분히 줄일 수 있다고 표현했습니다. CT 영상에서 암이 몸에서 사라졌을 때 완치될 수 있다고 응원해 주었습니다.

위암, 폐암, 유방암, 간암 등도 초기에 발견할 경우 일차적인 수술만으로도 근치적 치료, 즉 완치를 기대할 수 있다고 합니다. 물론 미세잔존암으로 인한 전이를 막기 위해 추가로 항암 치료를 하기도 합니다. 항암제와 수술의 술기(의료계에서는 기술이라는 단어의 순서를 뒤집어서 술기라는 단어를 많이 씁니다)가 발달해 가면서 완치율도 높아지고 있습니다.

이렇게 치료를 받고 CT, PET CT, MRI 등의 검사를 통해 몸에서 확인할 수 있는 암이 일단 보이지 않게 되면 완전관해Complete

Remission : CR됐다고 말합니다. 이 완전관해 상태가 5년이 유지되면 통상 그때는 완치cure됐다고 말합니다. 부분관해Partial Response : PR는 부분반응이라고도 하며 암이 30% 이상 줄었을 때 보통 사용합니다.

안정병변Stable Disease : SD은 치료 효과에 큰 변화가 없는 상태를 말합니다. 암은 속성상 매우 빠르게 자라거나 다른 부위로 전이되는 경우가 흔한데 큰 변화가 없다는 말은 암 치료가 나름 효과적으로 작동하고 있다고 생각할 수 있습니다. 반대로 진행병변Progressive Disease : PD, 즉 암이 커지고 있다고 판명되면 약을 바꾸거나 방사선 치료 등 다른 대안을 생각해 보게 됩니다.

저는 6차 항암 치료까지 마치고 다학제 진료라고 해서 병리과와 혈액종양학과 등 관련 의사가 모두 모여 함께 평가하는 자리에서 주치의가 "완전관해"라고 큰소리로 말씀해 주었을 때 큰복을 받았다는 느낌을 받았습니다. 너무 감격하면 눈물도 안 나옵니다.

완전관해 뒤 물론 17차례에 걸쳐 공고鞏固요법Consolidation therapy으로 방사선 치료를 받았습니다. 공고요법이란 암이 보이지 않게 됐을 때 그 상태를 공고, 즉 단단하고 튼튼하게 유지하기 위한 치료라는 말입니다.

원격전이가 있다면
무조건 4기

저는 암에 걸렸다고 최종 판정되기 전, 우선 수술로 종양을 뗐습니다. 그 뒤 CT를 찍고 조직검사를 했는데 조직검사에서 혈액암이라고 판정이 났고 혈액종양내과로 전과가 됐습니다. 조직검사 때까지는 몇 기라는 말을 듣지는 못했습니다. 혈액종양내과에서 다시 CT를 찍고, 조직검사 역시 특수 염색을 통한 추가 검사에 들어갔습니다. 그런 과정을 거쳐 최종 판정이 나왔는데 결과는 4기였습니다. 첫 CT와 두 번째 CT 사이에 한 달 정도 간격이 있었는데 첫 번째 찍은 CT에서는 보이지 않던 또 다른 종괴가 복부 대동맥 주위에서 발견됐습니다.

이렇게 원발부위를 떠나 다른 부위에 암이 전이됐다면 어떤 암이건 무조건 4기입니다. 그래서 전이가 무서운 것입니다.

그런데 어떻게 이렇게 빨리 전이가 될 수 있을까에 대해 의문이 들었습니다. 주치의는 제가 걸린 미만성 거대 B세포 림프종 DLBCL은 공격형 aggressive이라 그럴 수 있다고 했습니다. 그리고 당장 치료를 받지 않으면 여명이 6개월이라고 했습니다. 6개월 뒤에 죽을 수도 있다는 말입니다. 바로 입원해서 항암 치료에 돌입했습니다.

암의 기수는 TNM을 기본으로 나눕니다. 우선 T Primary Tumor로 원발 암이 얼마나 큰가를 따집니다. N Lymph Node은 주변 림프절 전이가 있는지를 따집니다. M Distant Metastasis은 원격전이 유무입니다.

먼저 M을 살펴보면 M0는 원격전이가 없는 경우, M1은 원격전이가 있는 경우인데 원격전이가 있다면 바로 4기이기 때문에 없는 경우 TNM표기에서 따로 적지 않기도 합니다. 다시 한 번 말하지만 이는 모든 암에 공통적으로 적용됩니다. 저도 대동맥 부근에 전이가 있었기에 4기 판정을 받은 것입니다.

N은 림프절 전이고 그 뒤에 나오는 숫자가 전이 개수에 따라 많을수록 늘어납니다. 예를 들어 유방암의 경우 N0는 림프절 전이가 없는 경우, N1은 전이된 림프절이 1~3개, N2는 4~9개, N3는 10개 이상입니다. 이때에는 암마다 기준이 조금씩 다릅

니다.

T, 즉 종양이 얼마나 큰가를 나타내는 것은 어느 정도로 주변을 침범했느냐를 따지는데 기준은 암 종류마다 다르게 적용합니다. 대부분 대학병원 암 센터에 가면 해당 암에 대해 기본적으로 일아아 할 내용이 소책자 형태로 비치돼 있습니다. 병원마다 사용하는 기준이 아주 조금씩 다를 수 있기 때문에 이를 참고하는 게 가장 쉽고 필요한 과정입니다.

사실 정확한 기수는 의료진이 정하는 것이지 환자가 추정해서 알 방법은 없습니다. 그래도 예를 들어보면 유방암의 경우 T1은 최대 지름이 2cm 이하, T2는 2~5cm, T3는 5cm 초과, T4는 흉벽이나 유방의 피부 침범입니다.

폐암의 경우 좀 더 세분해 T1a는 2cm 이하, T1b는 2~3cm, T2a는 3~5cm, T2b는 5~7cm, T3는 7cm 초과 또는 흉벽, 횡격막 등 침범, T4는 종격동, 심장, 대혈관, 기관, 식도, 척추, 용골 등을 침범하거나 같은 쪽 폐 혹은 다른 부위에 종양이 있는 경우입니다.

이렇게 T(종양 크기)를 나누고 N(림프절 전이)과 조합하면 폐암의 병기는 다음의 표와 같이 정리할 수 있습니다. 역시 원격전이가 있다면 무조건 4기로 봅니다.

폐암의 TNM병기

폐암 병기	TNM
1A	T1N0
1B	T2aN0
2A	T1N1, T2aN1, T2bN0
2B	T2bN1, T3N0
3A	T1N2, T2N2, T3N1~2, T4N0~1
3B	T4N2, N3
4	원격전이

췌장암의 TNM병기도 한눈에 볼 수 있도록 표로 정리해 봤습니다.

췌장암의 TNM병기

췌장암 병기	T(종양 크기 및 침윤)			N(림프절 전이)	M(원격전이)
1기	1A	T1a	0.5cm	없음	없음
		T1b	0.5~1cm		
		T1c	1~2cm		
	1B	T2 - 2~4cm			
2기	2A	T3 - 4cm 초과			
	2B	T1, 2, 3		N1(1~3개)	
3기		T1, 2, 3		N2(4개 이상)	
	T4 - 주변 주요 동맥 침범(N과 무관)				
4기	원격전이가 있는 경우				

이렇게 TNM의 상태를 종합해 복잡하게 병기를 나누는 이유는 병기에 따라 치료 방법과 예후가 달라지기 때문입니다. 하지만 환자의 입장에서는 조금 더 간단하게 이해하고 넘어가도 됩니다. 삼성서울병원 홈페이지의 건강정보에서 '건강이야기'[8]를 보면 대장암의 병기를 아래와 같이 쉽게 구분했습니다.

- 암세포가 대장벽 전체를 뚫지 않은 경우 1기
- 대장벽 전체를 뚫은 경우 2기
- 대장벽의 침범 정도와 관계없이 림프절 전이가 있고 원격전이가 없다면 3기
- 원격전이가 있으면 바로 4기

TNM 병기로 따지면 사실 조금 더 복잡해지지만 환자는 위에서 언급한 정도로만 이해해도 충분합니다. 그리고 대장암 1기는 90%, 2기는 70%, 3기는 50% 정도에서 완치를 기대할 수 있고, 4기는 1~2%만 완치를 기대할 수 있다고 부연 설명돼 있습니다. 그러나 4기도 수술로 암을 완전히 제거한다면 47%의 5년

8) http://www.samsunghospital.com/home/healthInfo/content/contenView.do?CONT_SRC_ID=28444&CONT_SRC=HOMEPAGE&CONT_ID=4281&CONT_CLS_CD=001027

생존율을 보였다는 희망을 주는 통계를 적어놨습니다.

일단 자신과 자신이 보호하는 환자의 병기를 정확히 이해하는 것부터가 암 치료의 출발입니다.

느닷없이 찾아온 암 앞에서
절망 금지

"나는 왜 암에 걸렸을까."

"왜 나만 이 고통을 겪어야 하나."

암 환자라면 누구나 이런 생각을 해봤을 것입니다. 저도 그랬으니까요. 그러나 암은 이제 누구나, 언제나 걸릴 수 있다는 것을 자각하고 살아야 합니다. 나만 예외적으로 걸렸다고 말하기 어렵습니다.

2020년 12월 30일 보건복지부는 2018년도 국가암등록통계를 발표했습니다. 2018년 신규 암 환자는 24만 3,837명(남 12만 8,757명, 여 11만 5,080명)으로 지난해보다 3.5% 증가했습니다. 2015년 이후 신규 암 환자는 매년 늘고 있습니다.

고령화로 암 발생이 늘어나고 있어 우리나라 국민이 83세까지 산다고 가정했을 때 암에 걸릴 확률은 37.4%로 추정됐습니다. 남자의 기대 수명이 80세라고 했을 때 5명 중 2명(39.8%), 여자의 기대 수명이 86세라고 했을 때 3명 중 1명(34.2%)이 암에 걸릴 것으로 보건복지부는 추정했습니다.

암 발생 순위를 보면 남자는 위암-폐암-대장암-전립선암-간암 순이었고, 여자는 유방암-갑상선암-대장암-위암-폐암 순이었습니다. 장기 추세로 보면 위암, 대장암, 간암, 자궁경부암 발생률은 최근 10여 년간 감소 추세를 보이고 있고 유방암, 전립선암, 췌장암은 증가 추세를 보이고 있습니다.

이렇듯 암 발생률은 늘어나고 있지만 암 환자의 5년 상대 생존율도 함께 증가하고 있습니다. 조기 검진의 정착으로 초기에 암이 발견되는 경우가 많고 수술, 항암, 방사선 이 3대 암 치료의 기술도 발전하고 있기 때문입니다.

2014년부터 2018년까지 최근 5년간 진단받은 암 환자의 5년 생존율은 70.3%입니다. 10명 중 7명은 5년 이상 산다는 얘깁니다. 약 10년 전(2001~2005년)에는 암 생존율이 54.1%였던 것과 비교하면 1.3배나 높아졌습니다. 여자는 77.1%, 남자는 63.8%로 여성 생존율이 더 높았습니다.

암 종별로 살펴보면 같은 기간 위암의 생존율은 58.0%에서 77.0%로, 간암은 20.5%에서 37.0%로, 폐암은 16.6%에서 32.4%로, 전립선암은 81.0%에서 94.4%로, 신장암은 73.7%에서 84.1%로 향상됐습니다.

생존율이 높은 암은 갑상선암(100%), 전립선암(94.4%), 유방암(93.3%)이었고 반대로 생존율이 저조한 암은 췌장암(12.6%), 담낭·담도암(28.8%), 폐암(32.4%), 간암(37.0%) 순이었습니다.

암 생존자(유병자), 즉 1999년 이후 암 확진을 받고 2018년 당시 치료 중이거나 완치된 사람은 201만 명이었습니다. 이는 2018년 기준으로 우리나라 국민 25명당 1명이 암 유병자라는 뜻이기도 합니다.

회사에 다니는 독자라면 주위를 둘러보세요. 25명이 한 공간에 있다면 그중 1명은 암 유병자일 수 있다는 뜻입니다. 만약 주변에 암 환자가 있다면 그들을 응원해 주세요. 치료 중이라면 완치를, 완치됐다면 생존 자체를 말입니다.

암에 걸렸다면 버텨야 하는 이유를 앞서 말한 통계에서도 찾아볼 수 있습니다. 생존율은 날이 갈수록 높아지고 있어서 수술, 항암, 방사선, 그리고 건강관리, 면역 관리를 통해 버티고 또 버티다 보면 새로운 면역·표적항암제, 중입자, 양성자 등 새로

운 방사선 기계, 그리고 멋진 외과 전문의들의 한층 업그레이드
된 술기가 우리를 완치에 한 걸음 더 가깝게 다가가게 해줄 것
입니다. 언제나 그래왔듯이 말입니다.

종양표지자, 절대적이지 않지만 꼭 필요한 이유

저는 세포독성 항암제 치료를 받았기 때문에 혈액암이 아닌 아예 종류가 다른 암에 걸릴 위험이 2배에서 최대 4배까지 높아졌습니다. 그래서 6개월마다 재발 여부를 확인하기 위해 CT를 찍고 있지만, 이것만으로는 2차 암 전부를 확인하기는 부족합니다. 그래서 위, 대장내시경과 초음파 등 종합검진도 정기적으로 받고 있고 이 과정에서 특히 혈액검사를 통해 종양표지자수치도 확인하고 있습니다.

종양표지자를 볼 때 유념해야 할 단어는 '특이적'이라는 단어입니다. 어떤 암에 걸리면 특정 종양표지자의 수치가 올라갑니다. 그런데 일반인이 건강검진에서 암 표지자 수치가 올라갔다고 해서 무조건 암에 걸렸다는 뜻은 아닙니다. 고등학교 1학년 수학 시간에 배웠던 역명제, 즉 가정과 결론을 바꾼 경우가 항상 성립하지는 않는다는 말입니다. 암이 아닌 양성 질환이 있거나 호르몬 변화 등 다른 이유로 종양표지자의 수치가 일시적으로 올라갈 수 있기 때문입니다. 이것을 특정 종양표지자가 암에 대해 특이성이 떨어진다고 말할 수 있습니다.

참고로 특이도Specificity라는 말은 병이 '없는' 사람을 '없다'고 진단하는 비율, 민감도Sensitivity는 병이 '있는' 사람을 '있다'라고 진단하는 비율을 말하는 의학 전문용어입니다. 그래서 종양표지자 하나만 보고 암이라고 말할 수는 없습니다.

이런 이유로 건강검진에서 종양표지자 수치가 올라가 있다면 초음파, CT, 조직 생검 등 다른 검사를 해봐야 암인지 양성 질환인지를 판별할 수 있습니다. 이런 경우 해당 종양표지자를 선별 검사로 쓰기는 어렵다고 말하기도 합니다.

하지만 암 환자의 경우에는 그 의미가 달라집니다. 암 환자의 경우는 종양표지자 수치가 예후나 항암 치료의 경과를 살피는 데 중요한 지표가 될 수 있습니다. 암 치료를 받고 있는데도 수치가 지속해서 오른다면 다른 치료를 검토해 보거나 해야 합니다. 예후가 좋지 않을 수도 있기 때문입니다. 반대로 암 치료 후에 종양표지자 수치가 줄어들거나 안정적이면 '치료가 잘되고 있구나'라고 생각해 볼 수 있습니다.

암별로 대표적인 종양표지자는 다음과 같습니다. 간암은 AFP, 전립선암 PSA, 난소암 CA 125, 췌장암 CA 19-9, 대장암 CEA 등입니다. 정상(참고)치는 AFP는 20ng/mL 이하, PSA는 4ng/mL 이하, CA 125는 35μg/mL 이하, CA 19-9는 37U/mL 이하, CEA 는 5(흡연자), 3(비흡연자)ng/mL 이하입니다. 참고로 한 표지자가 여러 암에 걸쳐있기도 합니다.

종양표지자별로 간단하게 특성을 살펴보면 다음과 같습니다. AFPα-Fetoprotein는 '태아혈청단백'으로 수정란의 태아를 보호하는 역할을 하는데 성인의 경우 간암이 생겼을 때 활성화되면서 간을 보호하게 됩니다. 원발성·전이성 간암과 췌장암, 선천성 담도 폐색증, 임신 중인 산모의 경우에도 이 수치가 높아집니다.

간암을 치료하면 이 수치도 당연히 낮아져 경과를 평가할 수 있습니다. 반대로 치료를 해도 이 수치가 올라간다면 재발이나 불응을 염두에 둬야 합니다. 간염이나 간경변의 경우 수치가 200ng/mL를 넘는 경우는 흔치 않고, 초음파 검사상 소견과 함께 수치가 400ng/mL가 넘으면 간암을 우선 의심한다고 합니다. 다만 간암이어도 AFP가 정상인 경우도 있기 때문에 다른 검사를 반드시 병행해야 합니다.

PSA는 전립선 상피세포에서만 합성되는 효소입니다. 그래서 전립선암, 전립선염, 전립선 비대증이 있으면 이 수치도 높아집니다. 이런 이유 때문에 수치가 4ng/ml 이상이라면 초음파나 조직 생검을 통해 어떤 질환인지 알아봐야 합니다. 전립선암 환자의 경우는 전립선을 전절제했다면 PSA는 사실상 나오지 않는다고 보면 됩니다.

CA 125는 난소암과 자궁내막암일 때 주로 봅니다. 유방암, 대장암, 위암, 간암 등에도 높아지며 난소종양, 자궁근종, 간경변 등 양성 질환뿐만 아니라 폐경 전 여성의 생리 기간에도 증가합니다. 그래서 암 진단 때는 질 초음파와 함께 해당 수치를 사용해야 합니다. 난소암의 병기 및 예후 결정, 치료가 잘됐는지, 재발이 됐는지를 판단할 때 특히 유용하기 때문에 정기적으로 측정해 볼 필요가 있습니다.

CA 19-9는 당지질로 췌장암과 담도암, 위암, 대장암, 간암 등 소화기암과 역시 위궤양, 담도염, 간경화 등 양성 질환에서도 높아집니다. 췌장암의 병기와는 크게 상관없는 비특이적 검사라는 말입니다. 하지만 췌장암일 경우 수치가 1,000U/mL 이상인 경우가 환자의 40~50%라고 하니 췌장암 등 소화기계 암 환자는 지속해서 수치를 체크해 볼 필요가 있겠습니다. 췌장암에서는 병기 판단에도 이용됩니다.

　CEA는 당단백으로 대장암, 위암, 췌장암, 담도암, 유방암, 폐암, 간암 등에서도 상승합니다. AFP와 마찬가지로 염증, 즉 궤양성 대장염, 췌장염 등이나 간경변, 신부전 등에서도 증가하기 때문에 CEA 수치를 보고 바로 암으로 진단하지는 않지만 수치가 20ng/mL 이상이면 악성 종양을 의심해 다른 추가 검사를 해야 합니다. 선별 검사보다는 대장암의 병기, 예후, 재발 판정에 사용됩니다.

　암 환우 또는 보호자는 수첩을 하나 준비해 매달 종양표지자를 적어 그 추이를 살펴보도록 합니다. 높고 낮음에 일희일비할 필요는 없지만 갑자기 높아지거나 높은 수준에 머물러 있다면 치료받는 병원으로 가야 합니다.

　종양표지자는 피검사로 가능하기 때문에 동네 병원에서도 받을 수 있습니다.

유전자와 친해지자!
폐암

요즘은 어떤 암이든 암 조직에 대한 유전자 검사는 필수가 됐습니다. 유전자 검사는 NGS, 즉 '차세대 염기서열분석Next Generation Sequencing'이라고 합니다. 조금 더 자세히 변이를 들여다본다는 정도로 이해하고 넘어가면 되겠습니다. 이는 암세포의 돌연변이를 찾아내 환자에 따라 맞춤형 표적항암제를 사용하려는 것이 궁극적인 목적이며 물론 진단, 예후, 예측에도 사용됩니다. 위암, 폐암, 대장암, 유방암, 난소암, 흑색종, GIST, 뇌척수의 악성 종양, 소아 신경모세포종, 원발부위 불명암 등에도 적용되고 있습니다.

유전자 검사의 필수 분석대상 유전자

유전자명	관련 암 종류	유전자명	관련 암 종류
ALK	폐암, 소아신경모세포종	BRAF	대장암, 흑색종
BRCA1	유방암, 난소암	BRCA2	유방암, 난소암
EGFR	폐암	HER2	위암, 유방암
IDH1	뇌종양	IDH2	뇌종양
KIT	흑색종, GIST	KRAS	대장암
MYC	뇌종양	M-myc	소아신경모세포종
NRAS	대장암	PDGFRA	GIST

출처 : 국가암데이터센터(National Cancer Data Center, NCDC)

폐암의 경우 EGFR, ALK 등의 약어는 반드시 알아둬야 합니다. 그렇게 되면 조직검사지를 받아보아도 최소한의 의미는 파악할 수 있고 환자나 보호자는 어떤 약을 쓰게 될지 짐작해 볼 수 있기 때문입니다.

EGFR은 표피생장인자수용체Epidermal Growth Factor Receptor : EGF, ALK는 역형성 림프종 수용체 티로신 키나제Anaplastic lymphoma kinase : ALK 유전자라는 뜻인데 이 복잡한 뜻까지는 몰라도 되고 약어만 기억하면 됩니다.

EGFR 유전자 변이가 있다고 확인되면 게피티니브 성분의 이레사, 엘로티닙 성분의 타쎄바 등의 1세대 약, 그다음인 2세대 약 아파티닙 성분의 지오트립을, 그다음인 3세대 약 오시머티닙 성분의 타그리소를 사용할 수 있습니다. 이러한 항암제 세대 구분은 사용 순서라기보다는 개발 순서에 더 가까워 세대 구분과 상관 없이 환자에게 더 적합한 약을 쓰게 됩니다. 다코미티닙 성분의 비짐프로는 2020년 12월부터 건강보험 급여에 적용됐습니다.

EGFR 변이가 있다면 추가 유전자 검사에서 T790M이라는 2차 변이도 확인되는 경우가 있는데 이럴 경우 이레사 등에 내성이 생깁니다. 이땐 타그리소가 유용합니다.

1, 2세대 표적치료제는 뇌 장벽Blood Brain Barrier : BBB 통과가 어려운 점이 있었는데 3세대 타그리소, 그리고 2021년 유한양행의 신약 렉라자는 뇌 전이 치료에도 효과가 있는 것으로 나타났습니다.

ALK 유전자 변이가 있다면 ALK 억제제로 1세대인 크리조티닙 성분의 젤코리, 2세대인 세리티닙 성분의 자이카디아, 알렉티닙 성분의 알렉센자, 브리가티닙 성분의 알룬브릭 등을 사용할 수 있습니다.

폐암은 암세포의 크기와 형태를 기준으로 비소세포 폐암Non-small cell carcinoma과 소세포 폐암으로 나누고, 비소세포 폐암은 다시 선암, 편평상피세포암, 대세포암 등으로 구분합니다. 소세포 폐암은 전체 폐암의 20% 내외를 차지하지만 악성도는 비소세포 폐암보다 더 강합니다.

ROS1 유전자 변이가 있다면 역시 잴코리와, 엔트리티닙 성분의 로즐리트렉을 사용할 수 있습니다. ROS1 변이는 비소세포 폐암의 1~3%를 차지하고 있는 것으로 알려져 있습니다. 로즐리트렉은 ROS1 양성 비소세포 폐암뿐만 아니라 신경성 티로신 수용체 키나제, NTRK Neurotrophic Tyrosine Receptor Kinase : NTRK 유전자가 있으면 고형암 종류에 상관없이 사용할 수 있도록 2020년 허가됐습니다. 한편 2021년 기준으로 레포트렉티닙이라는 항암제가 한국에서 임상 중에 있습니다. 잴코리에 내성이 생겼을 때 사용될 수 있을 듯합니다.

표적 유전자 EGFR, ALK, T790M가 없어도 PD-1 혹은 PD-L1 단백질 발현이 확인되면 면역항암제 면역관문억제제인 키트루다, 옵디보, 임핀지 등을 사용할 수 있습니다. 아스트라제네카의 면역항암제 임핀지는 2020년 식품의약품안전처로부터 소세포 폐암의 1차 치료제로 적응증이 확대돼 사용 가능해졌습니다.

PD-L1 등의 발현 여부는 유전자 검사가 아닌 면역조직화학 검사법, 즉 암 조직에 특수 염색을 한 뒤 특이하게 발현되는 항원을 현미경을 통해 보는 방법으로 확인합니다. 이 검사법은 미분화된 악성 종양을 감별하거나 혈액암의 세부 분류, 전이암의 경우 원발부위를 찾는 등에 유용하다고 알려져 있습니다.

사실 환자나 보호자 입장에서 어떤 검사를 사용하는지까지는 알 필요는 없지만 조직검사 때 추가 비용을 청구한다면 '이러한 검사를 하겠구나'라고 생각하면 됩니다. 저도 그런 문자메시지를 받고 조금 실망했습니다. 암 선고를 받기 전에 추가 비용을 내라는 통보였기에 암일 가능성이 더 커졌다고 생각했기 때문입니다. 물론 그렇다고 다 암은 아니니 놀라지는 마세요.

제가 사용했던 리툭시맙이라는 표적항암제는 이러한 면역조직화학 검사법을 통해 CD20 양성이라는 것이 확인된 경우 이를 표적으로 하는 항암제랍니다.

표적항암제는 말 그대로 변이가 있는 암세포만을 공격하기 때문에 세포독성 항암제보다 부작용이 적다는 장점이 있지만 설사나 발진, 구내염 등의 부작용은 여전히 존재합니다. 특히 표적항암제도 오래 쓰면 약이 듣지 않는 내성이 생기는 문제는 피해갈 수 없는 상황입니다.

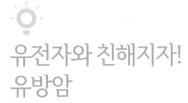

유전자와 친해지자!
유방암

암은 성장 인자와 관련한 유전자가 이상해졌기 때문에 무한히 성장하려는 성질을 갖고 있습니다. 유방암의 경우 암을 성장시키는 요인 중 첫 번째는 호르몬, 두 번째는 유전자 변이를 꼽을 수 있습니다. 그래서 치료도 이 두 가지를 잡는 데 초점이 맞춰져 있습니다.

첫 번째, 호르몬 이상일 때의 치료법입니다. 이를 치료하기 위해 나온 약이 타목시펜입니다. 대표적인 상품명은 놀바덱스인데 성분명이 암 카페에서는 더 흔하게 언급되고 있습니다.

유방암세포의 에스트로겐 수용체Estrogen Receptor : ER와 에스트로겐이 결합하면 암이 커지게 되는데 이 수용체에 에스트로겐 대신 타목시펜을 결합시켜 버리는 방법입니다. 그렇게 되면 성

150

장을 억제할 수 있겠죠.

에스트로겐 수용체가 있는지는 유방암 조직검사 때 확인할 수 있습니다. 타목시펜의 효과로 연간 재발률 감소 41%, 연간 사망률 감소 34%라는 연구 결과가 있습니다. 수술로 유방암세포를 제거했을 때도 재발 방지 차원에서 최대 10년까지 장기 복용을 처방하기도 합니다. 미국임상종양학회ASCO의 가이드라인을 보면 타목시펜은 부작용이 아주 드물지만 60세 이상에서 자궁내막암 발병 비율이 커질 수 있어 정기적인 검사가 꼭 필요하다고 합니다.

두 번째, 유전자 변이일 때의 치료법입니다. 허투라고 읽는 HER2, 즉 인간상피증식인자수용체2Human Epidermal growth factor Receptor 2 : HER2입니다. 유방암 환자는 HER2 유전자 또는 HER2 단백질이 정상보다 더 많이 만들어져 유방암 환자의 20~30%가 HER2 양성이라고 합니다. 이를 억제하는 허셉틴이라는 약이 대표적인 표적항암제입니다. 허셉틴은 HER2가 "유방암 암세포야, 커져라"라는 신호를 보내는데 암세포가 이를 수신하지 못하게 방해전파를 쏜다고 생각하면 이해가 쉽습니다.

그러니까 이 약과 함께 다른 항암제나 방사선 치료를 하면 암세포 성장을 느리게 잡아주면서 암세포를 파괴할 수 있는 겁니다. 허셉틴은 재발률을 50%, 사망률을 30% 낮추는 것으로 보고되고 있습니다. 하지만 허셉틴의 대표적인 부작용은 심장 독성이라 허셉틴 투여 전 심장 기능을 검사합니다. 스타틴을 보조적으로 섭취하면 심부전 위험을 최대 66%까지 줄일 수 있다는 캐나다 도론도대학 연구팀의 연구가 2020년 3월에 나오기도 했습니다.

일단 유방암에 걸렸다면 이러한 유전자 변이가 원인인 것이 차라리 치료하기 쉽습니다. 타목시펜이나 허셉틴을 쓸 수 있기 때문입니다. 반면 가장 치료하기 힘든 유방암은 이러한 변이가 없는 경우입니다.

호르몬수용체HR는 양성이고 HER2는 변이가 없어 음성이라면 'HR+/HER2-'라고 표기합니다. +는 양성, -는 음성 표시죠. 이 경우에는 팔보시클립 성분의 입렌스, 아베마시클립 성분의 버제니오, 리보시클립 성분의 키스칼리 등의 표적치료제를 사용할 수 있습니다.

모두 여성호르몬인 에스트로겐 합성에서 중요한 역할을 하는 아로마타아제 효소를 억제하는 약과 함께 씁니다. 레트로졸 성분의 페마라, 아나스트로졸 성분의 아리미덱스 등이 대표적입니다.

입렌스와 버제니오, 키스칼리는 모두 사이클린 의존성 키나아제[CDK 4/6] 억제제입니다. 폐경 후라면 2020년 6월부터 보험이 적용된 풀베스트란트와 함께 쓰는 요법도 가능합니다. 폐경 전이라면 4주 간격으로 황체 형성 호르몬 분비를 억제해서 에스트로겐을 차단하는 고세렐린, 혹은 류프롤리드를 함께 투여해야 합니다. 키스칼리도 2020년 11월부터 HR+/HER2- 전이성 유방암 환자에서 건강보험 급여가 적용됐습니다.

문제는 이른바 삼중음성 유방암[Triple-negative Breast Cancer : TNBC]입니다. 삼중음성이란 ER[에스트로겐 수용체], PR[프로게스테론 수용체], HER2[표피성장인자 수용체] 변이가 모두 없는 경우입니다. 전체 유방암의 15~20%를 차지한다고 합니다.

이 경우 다시 등장하는 약이 면역항암제입니다. 2020년 1월 로슈사의 티센트릭이 파클리탁셀[탁솔]이라는 항암제와 함께 쓰는 조건으로 국내에서 처음으로 삼중음성 유방암 면역 치료제로 식약처의 허가를 받았습니다. 면역 세포인 T세포에 있는 PD-1에 암세포의 PD-L1이 결합하면 T세포는 암세포를 정상 세포로 인식해 공격하지 못합니다. 티센트릭은 이 PD-L1을 무력화시키는 약입니다. 유방암 환자의 PD-L1 발현이 1% 이상이면 사용할 수 있습니다. 전이성 삼중음성 유방암 환자에게 1차 치료에 사용했더니 2년 이상(25개월)의 전체생존기간OS 중앙값9)을 보였습니다. 부작용은 구토, 설사, 발진, 폐렴까지 다양합니다.

유방암 하면 대표적으로 떠오르는 유전자는 BRCABreast Cancer Susceptibility Gene입니다. BRCA1 변이가 있으면 65%, BRCA2 변이가 있으면 45%까지 유방암이 발병할 수 있다고 합니다. 여기서 또 하나의 유방암 치료제가 등장하는데요, 암세포도 세포이다 보니 자신의 DNA가 손상되면 고치는 메커니즘을 갖고 있습니다. 이때 DNA 복구를 돕는 것 중에 파프PARP라는 단백질이 있는데 이를 저해하는 약이 린파자입니다.

DNA가 복구되지 않으면 그만큼 쉽게 죽겠죠. PARP 저해제가 BRCA 변이로 생긴 유방암이나 난소암에 효과가 있다는 말입니다. 린파자는 2019년 10월 유방암 치료에 허가를 받았고 난소암의 경우 1차 요법으로 쓸 수 있게 됐습니다.

---

9) 전체생존기간(Overall Survival : OS)은 치료를 시작한 이후부터 숨질 때까지의 시간으로 환자마다 차이가 커서 평균이 아닌 중앙값(median)을 기준으로 주로 사용합니다.

유전자와 친해지자!
간암

티로신은 세포의 단백질 중 하나입니다. 티로신 단백질에 인산기가 붙는 것을 인산화된다고 하는데요, 세포가 기능, 생존, 분화하려면 단백질이 인산화된 형태가 돼야 합니다. 이때 티로신 인산화효소는 단백질 간 결합과 활성에 관여합니다. 그런데 세포가 암세포로 변하는 과정에서 티로신의 '과도한 인산화'가 일어난다고 합니다.

그렇다면 이 효소의 발현이나 활동을 억제하거나 신호 전달 경로를 막으면 암 성장이 줄어들지 않을까? 또 한편으론 암이 약해지지 않을까? 하는 의심에서 출발한 항암제가 있습니다. 티로신 인산화효소 억제제Tyrosine Kinase Inhibitor : TKI로 불리는 넥사바, 렌비마, 글리벡 등입니다.

최초의 간암 표적치료제 소라페닙 성분의 넥사바가 대표적인 TKI로 알약입니다. 혈관이 새로 생기는 것을 막아 간암세포에 영양 공급을 차단하고 암세포를 키우는 신호 전달 물질을 억제합니다. 간암세포를 완전히 없애기에는 부족할 수 있지만 줄이기나 더 키지지 않게 만드는 효과는 입증됐습니다. 그렇게 생존 기간을 늘려주기 때문에 수술이 불가능한 환자에게 투약하기도 합니다. 표적항암제지만 발진, 가려움, 수족 증후군인 손발 피부 벗겨짐 등의 부작용이 있습니다.

넥사바 이후 10년 만인 2018년, 간암 신약으로 렌바티닙 성분의 렌비마가 국내에 출시됐습니다. 렌비마는 넥사바보다 한 걸음 더 나아간 TKI로 역시 먹는 약입니다. 혈관 내피세포 증식인자 수용체VEGFR와 섬유아세포 증식인자 수용체FGFR, 혈소판-유래 성장인자 수용체PDGFR, RET유전자, KIT 유전자 등을 동시에 억제하기 때문입니다.

이 약이 나오면서 간 절제술이 불가능한 진행성 간암 환자의 선택지가 늘어났습니다. 치료제에 대한 암의 반응률이 10% 정도인 넥사바보다 4배쯤 더 좋아 간암의 1차 치료제로까지 등극했습니다. 특히 손발 피부가 벗겨지는 부작용도 적다는 장점도 있습니다. 요즘은 렌비마를 먼저 쓰고 내성이 생기면 넥사바를 쓰기도 합니다. 간암 1차 치료제인 넥사바를 써도 암이 진행된 경우 2차 치료에는 레고라페닙 성분의 스티바가가 사용됩니다.

넥사바와 렌비마는 간암뿐만 아니라 방사성 요오드에 불응한 갑상선암 1차 치료제로도 승인됐습니다. 렌비마는 여기에 더해 진행성 자궁내막암에 면역항암제인 키트루다와 함께 투여하는 것도 허용됐습니다.

만성 골수성 백혈병 표적치료제인 이매티닙 성분의 글리벡은 골수이식 없이 하루 한 알로 장기 생존이 가능해졌기 때문에 2001년 국내에 도입됐을 때 기적의 신약으로 불렸습니다. 이 글리벡도 TKI로 만성 골수성 백혈병도 티로신 인산화효소의 비정상적인 활성이 나타났음이 확인됐습니다.

글리벡은 BCR-ABL, PDGFR, C-KIT$^{CD\ 117}$ 등 세 가지를 억제합니다. BCR-ABL은 백혈병에서 비정상적인 염색체 22번에서 발견되는 유전자 돌연변이입니다. 글리벡은 위장관기질종^{GIST} 치료에도 사용됩니다. 글리벡은 위장 장애, 간독성, 부종, 피부 독성 등의 부작용이 있어서 음식과 함께 복용하게 돼 있습니다.

비소세포 폐암 표적치료제인 이레사와 타세바도 세부적으로 따지면 약간의 차이가 있지만 결국 상피세포 성장인자수용체^{EGFR}와 관련된 티로신 인산화효소 억제를 기본적인 작용 기전으로 하고 있습니다.

티로신 인산화효소 억제와 관련된 항암제 개발은 지금도 계속되고 있습니다.

유전자와 친해지자!
난소암

난소암은 재발이 잘 돼 수술 이후에도 항암 치료를 받는 경우가 흔합니다. 다행히 난소암은 항암화학요법에 반응을 잘한다고 하는데 난소암의 항암 치료는 우선 백금 항암제를 사용합니다. 백금 항암제 약 이름 뒤에는 백금을 뜻하는 영어 플래티넘Platinum의 플라틴이 붙는데 그 약은 시스플라틴Cisplatin, 카보플라틴Carboplatin 등입니다.

난소암 치료에는 탁솔Taxol 계열 항암제도 많이 사용합니다. 탁솔은 주목나무 껍질 추출물에서 개발했는데 주목의 학명이 Taxus이어서 약 이름도 그와 관련되어 지어졌으며 파크리탁셀Pacritaxel, 도세탁셀Docetaxel 등이 그것입니다. 탁솔은 암세포 분열을 방해하는 방법으로 항암 작용을 해 난소암뿐만 아니라 유방암 치료에도 많이 사용합니다.

올라파립 성분의 린파자는 난소암 치료를 위한 대표적인 표적항암제입니다. BRCA 유전자 변이를 표적으로 하는 최초의 파프, 즉 PARP^{Poly ADP-Ribose Polymerase}억제제입니다. 파프^{PARP}라는 단백질은 DNA에 생긴 '외가닥 파열'을 복구시키는 기능을 합니다. 복구 기능이 정상 세포와 비교해 불완전한 암세포의 특성을 이용해 선택적으로 암세포의 죽음을 유도합니다. 즉, PARP 저해제를 쓰면 안 그래도 복구가 제한적인 암세포가 스스로 DNA를 복구하는 능력을 잃어버려 결국 죽게 된다는 말입니다.

린파자는 2차 이상의 백금 항암제 치료에 일부든 전부든 반응이 있었던 재발성 BRCA 변이 고도 장액성 난소암(난관암 또는 일차 복막암 포함) 환자의 단독 유지 요법으로 우선 허가됐습니다. 여기에 2021년 3월 베바시주맙 성분의 아바스틴과 함께 사용하는 조건으로 식약처로부터 상동 재조합 결핍^{Homologous Recombination Deficiency : HRD} 고도 상피성 난소암 1차 유지 요법으로 적응증을 추가로 승인받았습니다. 상동 재조합이란 '이중가닥' DNA를 수선하는 과정을 말하는데 이때 BRCA1, BRCA2 단백질과 유전자가 관여합니다.

이 말은 기존 BRCA 유전자 변이가 있었던 환자에 이어 HRD 양성이 있어도 린파자를 사용할 수 있게 됐다는 점에서 중요합니다. BRCA 변이가 있는 난소암 환자는 전체의 15~20% 정도였는데 HRD 양성까지 적응증이 확대되면서 난소암 환자의 절반은 이 약을 쓸 수 있게 됐습니다. 사실 미국에서 린파자는 BRCA 변이와 무관하게 사용할 수 있는데 한국에서는 변이가 있는 경우로 제한하고 있습니다.

같은 PARP 저해제인 니라파립 성분의 제줄라는 한발 더 나아가 BRCA나 HRD 양성 여부와 상관없이 난소암 치료의 모든 단계에서 사용할 수 있습니다. 그러니까 1차로 백금 기반 항암제를 쓴 뒤 유지 요법으로 사용할 수 있고, 4차 이상의 단독 치료요법에도 2021년 4월부터 보험 급여가 적용됐습니다.

유전자와 친해지자!
대장암

2020년에 발표한 국가암등록통계를 보면 2018년 국내 암 발생 24만 3천 건 가운데 대장암은 27,909건으로 위암 29,279건, 폐암 28,628건에 이어 3위를 차지했습니다.

대장암과 연관해서는 RAS, BRAF, MSI, VEGF, EGFR 등이 중요합니다. 전이성 대장암 환자의 50% 정도가 RAS 정상형 = 자연형, wild-type을 갖고 있고, 5% 남짓은 BRAF 변이를 갖고 있습니다. 전이성 대장암은 VEGF, 즉 혈관내피성장인자Vascular Endothelial Growth Factor와 EGFR, 즉 상피세포성장인자수용체 Epidermal Growth Factor Receptor를 표적으로 한 항암제가 나왔습니다.

RAS는 쥐 육종RAt Sarcoma의 약자로 암 유발 바이러스를 연구하는 과정에서 발견됐습니다. RAS에는 KRAS와 HRAS가 있는

데 K는 키르스텐Kirsten 육종 바이러스, H는 하베이Harvey 육종 바이러스의 약자입니다. KRAS 변이는 동서양을 통틀어 모든 암 환자 4명 중 1명은 갖고 있는 것으로 알려졌습니다.

MSI는 반복서열 불안정성Micro Satellite Instability의 약자입니다. DNA는 복제될 때마다 실수가 일어나곤 해서 이를 복구할 수 있는 장치가 돼 있지만 이 과정에서 결함이 있는 상황을 MSI이라 하여 이는 대장 용종폴립이 없는 유전성 대장암 판단 여부에 중요한 역할을 합니다.

세툭시맙 성분의 얼비툭스는 EGFR을 표적으로 합니다. 즉, RAS 변이 없는 EGFR 양성 환자나 RAS 정상형 환자에게 1차 요법으로 사용됩니다. 대장암 크기를 줄여 수술을 받을 수 있도록 돕습니다. 간, 폐로 전이돼 수술이 어려운 경우에도 얼비툭스를 사용합니다.

레고라페닙 성분의 스티바가도 전이성 직장 결장암 치료에 사용되는 표적치료제입니다. VEGF, 즉 혈관내피성장인자 작용 경로에 있는 효소를 포함해 암 증식 촉진 효소를 차단하는 기전입니다.

대장암은 항암화학요법 치료도 함께 진행하게 되는데 5-FU5-Fluorouracil이 치료제의 중심입니다. 여기에 다른 약을 추가해서 치료를 하는데 폴피리FOLFIRI와 폴폭스FOLFOX가 대표적으로 사용됩니다. 폴피리는 5-FU에 이리노테칸Irinotecan과 류코보린Leucovorin을 더한 요법입니다. 폴폭스는 F-FU, 류코보린에 엘록사틴 또는 옥살리플라틴 성분의 옥살리틴을 사용합니다. 대장암 치료를 위해 어떠한 조합을 사용하는지는 주지의가 환자의 상태와 기존에 사용했던 약제들을 고려해서 정합니다.

MSI가 높고 전이가 있는 대장암의 경우라면 면역체크포인트 억제제인 옵디보와 키트루다를 사용할 수 있습니다. MSI가 높은 대장암 환자는 전체의 15% 정도라고 합니다. 문제는 얼비툭스가 효과가 없는 KRAS 돌연변이를 갖고 있는 대장암으로 지금도 이에 대한 치료제 개발이 속도를 내고 있습니다.

대장암에서는 KRAS 변이가 5% 정도 발견되고 있고, 비소세포 폐암에서는 12% 정도 발견되고 있습니다. 식약처는 2021년 3월 암젠이 개발한 세계 최초의 KRAS 표적항암제 루마크라스(성분명 : 소토라십Sotorasib)를 희귀의약품으로 지정했습니다. 이로써 환자에게 KRAS 변이 중 KRAS p.G12C 변이가 발견된다면 비소세포 폐암 치료제로 루마크라스를 쓸 수 있게 됐습니다. 암젠은 이 약을 대장암 치료를 위한 임상 시험도 진행하고 있습니다.

린파자와 함께 사용하는 베바시주맙 성분의 아바스틴은 혈관 내피세포 성장 인자를 억제합니다. 이 약은 암 주변에 새로운 혈관이 생기는 것을 막는 방법으로 암 증식을 억제합니다. 아바스틴은 난소암뿐만 아니라 직장암, 유방암, 비소세포 폐암 치료에도 사용됩니다.

유전자와 친해지자!
림프종, 백혈병

백혈구 표면에는 특징적인 단백질 항원이 붙어있습니다. 이를 CD, 즉 '세포 표면 항원 무리Cluster of Differentiation'라고 하며 번호를 붙였는데 2016년 4월 기준 371개 정도가 있습니다.

백혈구 중 B세포B-cell는 CD19, CD20 항원을 발현합니다. 역으로 CD20만 보면 B세포임을 알 수 있습니다. 이 CD20을 표적으로 하는 항암제가 리툭시맙 성분의 리툭산으로 림프종 치료의 전기를 가져온 약입니다. 미만성 거대 B세포 림프종DLBCL 치료에 CHOP 항암제10)와 함께 R-CHOP알찹이라고 하여 1차 치료로 사용합니다. 제가 DLBCL이었고 총 6차례에 걸쳐

---

10) CHOP 항암제 : 시클로포스파미드(cyclophosphamide) + 히드록시다우노루비신 (Hydroxydaunorubicin = 독소루비신 = 아드리아마이신) + 온코빈(Oncovin = 빈크리스틴) + 프리드니손(Prednisone = 소론도)

R-CHOP치료를 받고 완전관해됐습니다.

리툭산은 모든 B세포 림프종 치료에 사용합니다. 리툭산은 소포성 _{여포성} 림프종에는 BR요법이라고 해서 벤다무스틴 성분의 심벤다와 함께 역시 1차 치료제로 사용됩니다. 심벤다는 일부 만성 림프구성 백혈병_{CLL}과 다발 골수종 환자에게도 허용됐습니다.

2020년 10월에는 B세포에 발현한 CD79b를 공략하는 폴라투주맙베도틴 성분의 폴라이비가 재발, 불응성 미만성 거대 B세포 림프종 치료 허가를 받았습니다. BR요법과 동시에 함께 사용할 수 있습니다.

CD30을 표적으로 하는 항암제가 브렌툭시맙베도틴 성분의 애드세트리스입니다. 그동안 호지킨 림프종 치료에는 ABVD 항암제[11]를 주로 사용했지만 이제 애드세트리스를 함께 쓰면서 치료성적을 더 향상시킬 수 있게 됐습니다. 2020년 3월부터 애드세트리스는 CD30 양성 피부 T세포 림프종과 원발성 피부 역형성 대세포 림프종으로 보험 급여가 확대됐습니다.

T세포는 CD3 항원이 기본으로 조력T세포_{Helper T-cell}는 추가

---

11) ABVD 항암제 : 아드리아마이신(Adriamycin) + 블레오마이신(Bleomycin) + 빈블라스틴(Vinblastin) + 다카바진(Dacarbazin)

로 CD4, 세포독성 T세포Cytotoxic T-cell는 CD8을 발현합니다. 자연살해세포Natural killer, NK-cell는 CD16, CD56 항원 발현이 특징입니다. CD3, CD4, CD16, CD56을 단독으로 표적하는 항암제는 아직 개발되지 않았습니다.

그러나 B세포의 CD20과 T세포의 CD3을 동시에 공략하는 이중항체 치료제가 개발되고 있습니다. 리제네론의 REGN1979가 그 후보 물질로 한국에서도 2021년 기준 임상 시험을 진행하고 있습니다. 모수네투주맙Mosunetuzumab, 엡코리타맙Epcoritamab-GEN3013도 이중 항체 치료제 후보 물질입니다.

CD19와 CD3을 함께 공략하는 블리나투모맙 성분의 블린사이토는 재발 또는 불응성 전구 B세포 급성 림프모구 백혈병Acute Lymphoblastic Leukemia : ALL치료에 사용합니다. 역시 급성 림프모구 백혈병 치료에 쓰는 이노투주맙오조가마이신 성분의 베스폰사는 B세포의 CD22를 표적으로 합니다.

단 한 번 주입으로 완치까지 가능하다고 해서 꿈의 암 치료제라 불리는 카티CAR-T 치료제도 CD19를 표적으로 합니다. CAR는 키메라 항원 수용체Chimeric Antigen Receptor를 뜻하고 T는 T세포를 말합니다. 환자의 혈액에서 T세포를 뽑아내 혈액 공장으로 보내 암세포를 인식하도록 훈련시켜 다시 몸속으로 주입하는 방식입니다. 이런 방법 때문에 맞춤형 치료가 가능하지만 혈액을 뽑은 그 환자에게만 사용할 수 있어 가격이 수억 원에 이릅니다.

노바티스의 티사젠렉류셀 성분의 킴리아와 길리어드의 예스카르타는 미만성 거대 B세포 림프종과 소아 백혈병 등의 치료에 사용합니다. 식약처는 2021년 3월 킴리아를 제1호 첨단바이오의약품으로 허가했습니다. 한국에서도 본격적인 임상이 시작한 것입니다.

암, 지겹도록 재발하는 이유

저는 항암 치료를 받으면서 두 가지 치료를 추가로 받았습니다. 예방적 척수 항암 치료와 공고요법으로서의 방사선 치료입니다.

먼저 예방적 항암 치료를 받은 이유는 뇌척수의 전이를 막기 위해서였습니다. 항암 치료 전 골수 검사에서 뇌척수 전이는 발견되지 않았지만 제가 걸린 암의 특성상 뇌척수 전이가 흔하게 일어난다는 게 주치의의 설명이었습니다. 그래서 항암 치료를 한 다음 날 몸을 구부리고 척추 사이를 넓게 만든 후 인터벤션이라는 영상 장비를 통해 실시간으로 척추강에 바늘이 들어가는 것을 보면서 척수에 MTX라는 항암제를 넣었습니다. 6차례의 항암 치료 내내 예방적 척수 항암 치료를 함께 병행했으니 그 치료 횟수도 6번이었습니다. 그때마다 척수액을 조금 뽑아 매번 전이 여부를 꼼꼼히 확인했습니다.

수술에 이은 항암 치료 후 완전관해를 받았지만 주치의와 함께 다학제 협진 자리에서 방사선 추가 치료 결정이 내려졌습니다. 관해는 유도됐고 PET CT와 CT상에는 보이지 않았지만 미세 잔류 암세포들을 뿌리 뽑기 위해서라는 설명이었습니다. 통상 공고요법은 항암제로 하기도 하고, 저처럼 방사선으로 하기도 하고, 둘 다 하기도 합니다.

암세포들은 항암제에 내성을 갖기 때문에 암은 재발하면 치료가 한층 어려워집니다. 그래서 처음과 다른 항암제를 써서 치료해야 하고 그마저도 재발 전보다는 잘 듣지 않게 됩니다. 게다가 한두 개의 암세포라도 살아남아 있다면 수개월 또는 수년간 잠복해 있다 다시 암 덩어리를 만들어냅니다. 빠른 재발이라면 항암 치료에 불응했다고 평가할 수 있습니다.

느린 재발인 경우는 잔존 암세포가 일단 1차 항암제의 공격으로 힘을 잃어 느리고 느리게 분열slow-cycling하다 어느 순간 재발의 양상을 보이게 됩니다. 하지만 이 잔존 암세포는 항암제 내성이 생긴 데다 생존력도 한층 더 업그레이드된 놈들입니다. 영양분이나 산소가 부족해도 더 잘 생존할 수 있게 됐다는 말입니다.

서울대학교 약대 이호영 교수 연구팀은 2021년 1월, 이 느린

잔존 암세포들이 G 단백질 신호전달 조절자2^{RGS2}를 발현시켜 척박한 환경에서 살아남으며 사이토카인과 콕스투$^{COX-2}$ 등 염증 관련 물질과 특히 성장 인자, 혈관 신생 인자 등을 분비해 새 혈관을 만들어 산소와 영양을 공급받아 재활성해 암이 재발한다는 연구 결과를 발표하기도 했습니다.

암이 재발할 때는 원래 암이 생겼던 곳에서 다시 생기는 국소 재발이거나, 원발 암 근처에 생기는 지역 재발이거나, 멀리 떨어진 곳, 즉 원거리에서 재발·전이되기도 합니다. 암이 재발하면 수술, 항암, 방사선 등의 암 치료를 다시, 그러나 더 힘들게 진행해야 하고 예후도 상대적으로 좋지 않습니다.

그렇다면 환자의 입장에서는 어떻게 해야 할까요? 관해라는 일차적인 목표를 달성했다면 환자는 재발을 막기 위해 최선을 다해야 합니다. 우선 그 첫 번째로 환자는 주치의가 추가로 치료를 권하면 반드시 받아야 합니다. 암 종류와 환자의 상태별로 재발률이 다르기 때문에 주치의가 권했다면 다 이유가 있을 테지요. 만약 의사가 추가 치료를 제안해 고민 중에 있다면 저라면 적극적으로 항암이든 방사선이든 추가 치료를 받겠습니다. 실제로 받았고요. 항암 치료 후 5년 내내 추가 치료를 받은 저는 재발 없이 지냈고, 끝내 완치 판정을 받았습니다.

두 번째로는 환자는 동네 병원이나 요양병원, 또는 기능 의학 병원이나 한방 병원 등 어디서든지 추가 면역 강화 치료를 받아 보는 것입니다. 실비보험이 있으면 특히 더 추천합니다. 고농도 비타민 C 주사와 온열요법, 싸이모신알파1, 미슬토 등 면역 강화 주사 등을 고려해 볼 수 있습니다. 면역 세포를 강화시켜 미세 잔존 암세포를 이길 수 있도록 만드는 것입니다.

세 번째로는 암 예방법이라고 일컬어지는 생활 습관입니다. 이는 암 재발 방지에도 그대로 적용됩니다. 술, 담배를 끊고 비만이라면 살을 빼는 겁니다. 적절한 운동은 면역력을 높여줍니다. 혈당 관리도 필요하고, 고지혈증도 안 됩니다. 이 두 가지는 당뇨약이나 고지혈증약으로 충분히 조절됩니다. 물론 식이요법과 운동이 근본임은 두말하면 잔소리겠지요. 암 대사 치료용 약물도 도움이 될 것입니다.

특히 스트레스를 받으면 암이 재발할 수 있습니다. 명상이든 종교든 모임이든 스트레스를 줄일 수 있다면 어떤 것이든 좋습니다. 자신에게 맞는 것을 찾으세요.

미국 펜실베이니아대학교 위스타연구소 연구진은 2020년 12월 〈Science Translational Medicine〉에 발표한 논문[12]에서 스트레스 호르몬노르에피네프린이 백혈구 중 호중구가 염증 단백질

등을 방출토록 해, 쉬고 있는휴면 암세포를 깨워 암을 재발시킨
다고 밝히기도 했습니다.

끝날 때까지 끝이 아니라는 말은 암 완치 여정에 특히 적용되
는 말인 것 같습니다.

12) https://www.statnews.com/2020/12/02/elevated-stress-hormone-levels-could-
reawaken-dormant-cancer-cells-study-finds/

방사선 치료의 최전선,
세기 조절부터 양성자 · 중입자까지 Ⅰ

저는 방사선 치료를 받을 때 두 가지 장비를 사용했습니다. 일 반적인 X선을 이용한 3차원 입체조형치료 3D CRT로 사타구니 쪽 치료를 받았습니다. 기기가 몸 주위로 이리저리 돌면서 조사 부위에 타겟팅을 한 뒤 멈추고 나서 방사선을 조사합니다.

복부 대동맥 부위에 전이된 암 치료를 위해서는 토모테라피 Tomotheraphy라는 기기를 사용했습니다. 하얀 링 속에 들어가 촬 영했는데 CT 장비와 모양은 거의 비슷했습니다. 실제로 이 기 기는 CT 촬영 기능도 있어 영상 유도 방사선 치료Image Guided Radiation Therapy : IGRT가 가능합니다. 이 기기로 치료받을 때는 방 사선 조사 전 또는 중간에 치료 목표 부위를 확인하게 되는데 이를 통해 사전 치료 계획과 실제 치료하는 날의 몸속 종양의 위치를 비교해 정확도를 높일 수 있습니다.

특히 세기 조절 Intensity Modulated Radiation Therapy : IMRT 기능도 있어 종양에만 더욱 높은 에너지를 보낼 수 있습니다. 그래서 척수 등 방사선에 민감한 장기는 보호하면서 치료 효과를 높일 수 있습니다. 즉, 이 기기는 몸 여러 곳에 퍼진 암을 동시에 치료할 수 있고 종양의 모양에 따라 방사선 단면의 모양도 맞춰 조사할 수 있는 장점이 있습니다.

최신 방사선 치료기는 기존에 나온 거의 모든 기능을 통합해서 발전하고 있습니다. 하이퍼아크 HyperArc 기술을 탑재한 트루빔 TrueBeam 이나 래디잭트 Radixact 등 여러 회사의 장비가 있습니다. 최신 장비들의 특징은 앞서 말한 세기 조절 기능은 물론 전체 방사선량을 줄여 부작용을 감소하기 위해 일정 각도 안에서 기기가 회전하는 '체적 변조 회전 치료 Volumetric Modulated Arc Therapy : VMAT', 몸에 1~5회에 걸쳐 한 번에 많은 양의 방사선을 조사하는 '정위 체부 방사선 치료 Stereotactic Body Radiation Therapy : SBRT', 호흡에 따라 암과 장기의 위치가 변하는 것을 따라가며 조사하는 '호흡 연동 방사선 치료 Respiratory Gated Radiation Therapy : RGRT' 등 거의 모든 기술이 융합됐다는 점입니다. CT 기능도 당연히 포함되어 있고 몸 여러 곳에 흩어져 있는 암을 동시에 치료할 수 있음은 물론입니다.

정위 체부 방사선 치료SBRT를 부연 설명하자면 좁은 범위에서 1~2주 안에 5회 이하로 짧고 굵게 치료하기 때문에 임파선 전이가 없는 조기 폐암의 경우에는 수술과 같은 수준의 완치율을 보인다고 합니다.

감마나이프사이버나이프는 1968년에 처음 등장했는데 주로 뇌전이, 뇌종양 등 뇌에 생긴 병변 제거에 사용합니다. 이 기기는 돋보기로 햇빛을 모아 종이를 태우는 원리를 생각하면 이해가 쉽습니다. 1mm 이내의 조사 정확도를 자랑해 정상 뇌 조직은 최대한 피해를 줄일 수 있다는 장점이 있습니다. 통증도 거의 없어 대부분 당일 치료 후 귀가합니다.

제가 방사선 치료를 받을 때 왜 다른 두 가지 장비를 사용하는지 방사선종양학과 교수님에게 물었는데 방사선 치료 장비들은 서로 우열의 관계가 아니라는 설명을 들었습니다. 신형이 무조건 좋은 게 아니라 암의 발생 부위, 환자 상태, 병변의 확산 정도 등을 종합적으로 고려해 어떤 기기를 사용할지를 결정한다고 합니다. 역시 환자는 치료 계획을 수립하는 전문의의 말을 믿고 잘 따르면 되겠습니다.

임채홍 방사선종양학과 전문의는《방사선으로 치료할 수 있는 7가지 암》이라는 책에서 방사선 치료만으로 수술과 항암제를 사용해서 시행하는 완치 목적의 1차 암 치료와 같거나 유사한 수준으로 생존율을 높이고 재발률을 낮출 수 있는 암으로 두경부암, 성대암, 자궁경부암, 전립선암, 폐암, 간암, 항문암을 꼽았습니다.

이외에도 정말 차원이 다른 장비가 있습니다. 양성자와 중입자치료 장비가 그 주인공인데요, 일단 양성자 장비는 2021년 기준으로 삼성서울병원과 국립암센터 두 곳에만 있기 때문에 환자의 상황과 필요에 따라 선택해야 합니다.

방사선 치료의 최전선,
세기 조절부터 양성자·중입자까지 II

양성자 치료의 핵심은 브래그 피크Bragg peak라는 양성자의 성질에 달려있습니다. 브래그 피크라는 말은 기존의 X선보다 약하게 접근한 양성자 빔이 암 조직에 도달하는 순간 강력한 에너지를 발산해 암을 파괴하고 곧바로 사라지는 것을 뜻합니다. 기존의 X선이 몸을 통과하는 과정에서 방사선이 연속적으로 정상 조직에도 흡수되고 암 조직을 통과한 이후로도 양성자보다 더 많은 방사선이 몸에 남아있어 부작용이 큰 것과 비교됩니다. 이 양성자 치료는 정상 조직에 피해를 적게 주기 때문에 치료 부위에 대한 재치료도 가능합니다.

소아암과 뇌·척추 종양, 두경부 및 눈 종양, 흉부암, 복부암, 방사선 치료 부위 재발암 등을 위한 양성자 치료는 건강보험 적용이 됩니다. 특히 소아의 경우 장기 생존에 따른 2차 암 발생 위험뿐만 아니라 치료 부위의 성장 지연, 기능 장애 등을 이유로 기존의 방사선 치료를 매우 조심스럽게 사용했는데 양성자 치료는 그러한 부작용 위험이 적은 만큼 소아암 치료에도 적극적으로 적용할 수 있습니다. 다만 소아의 경우 양성자 치료 중 몸을 움직이지 않게 만들기 어렵기 때문에 치료할 때마다 적절한 마취를 하게 됩니다.

치료 시간은 기존 방사선 치료와 비슷한 10분에서 30분 정도 소요됩니다. 치료 후에는 몸에 양성자가 남지 않기 때문에 집에 돌아와 아기나 다른 가족과 접촉해도 됩니다. 더 자세한 정보는 국립암센터 양성자 치료센터와 삼성서울병원 양성자 치료센터 홈페이지에서 찾아볼 수 있습니다.

연세의료원과 서울대학교병원은 중입자 치료를 도입했습니다. 먼저 연세의료원은 중입자 가속기 치료센터를 2021년 말 준공해 시험 운전을 거쳐 2023년 4월 28일 첫 진료를 시작했습니다. 먼저 전립선암부터 적용을 시작했습니다. 서울대학교병원은 부산시 기장군에 중입자 치료센터를 건설하고 2027년부터 운영할 예정입니다.

중입자 가속기는 X선이나 감마선이 아닌 탄소 속에 있는 중이온을 이용합니다. 탄소 중이온을 가속기를 통해 빛의 속도의 70%까지 끌어올려 암세포를 타격합니다. 양성자와 마찬가지로 중입자 역시 브래그 피크 효과가 있습니다. 그 말은 부작용이 적다는 말입니다. 대신 중입자 치료기의 종양 살상 능력은 기존의 치료보다 2~3배나 더 강해 치료 횟수가 기존 방사선 치료나 양성자 치료와 비교해 절반 이하로 줄어듭니다.

초기 폐암은 단 1회만으로도 치료할 수 있고, 두경부암도 3주 안으로 치료할 수 있다고 합니다. 전립선암의 경우 기존 세기 조절 방사선 치료기로는 40분 정도 치료를 해야 하지만 중입자 치료는 12분이면 끝난다고 합니다. 중입자 치료는 고형암 대부분에 적용할 수 있고 특히 방사선 치료가 어려웠던 육종, 골연부암 등의 치료에도 효과가 있는 것으로 알려졌습니다.

난치성 암에 걸렸다 하더라도 오래 버텨야 할 이유가 하나 더 생겼습니다.

면역항암제 전성시대 : 키트루다부터 CAR-T까지 Ⅰ

저는 1세대 세포독성 항암제와 2세대 표적항암제인 리툭시맙까지 치료받았습니다. 만약 재발한다면 1세대 항암제 중에 쓰지 않았던 항암제, 즉 구제 요법 항암 치료를 받거나 2세대 다른 표적항암제, 예를 들어 벤다무스틴 등과 1세대 항암제를 같이 쓰는 요법을 받게 될 것입니다. 그리고 남은 하나, 3세대 항암제를 사용할 수 있는데 바로 면역항암제가 그것입니다. 그중 CAR-T라고 부르는 킴리아, 예스카르타를 사용할 수 있습니다. 2021년 기준으로 한국에서도 임상을 시작했으니 곧 정식으로 사용할 수 있게 될 것입니다.

현재 면역항암제의 선두주자는 머크MSD의 블록버스터인 키트루다입니다. 2020년, 전 세계 매출만 143억 8천만 달러로 우리 돈으로 16조 원 정도입니다. 이 면역항암제를 사용할 수 있는 암은 흑색종, 비소세포 폐암, 두경부암, 호지킨 림프종, 요로세포암, 방광암, 신세포암, 자궁내막암이며 치료할 다른 방법이 없는 위암, 소장암, 난소암, 췌장암, 담도암까지 사용해 볼 수 있습니다. 면역항암제에는 키트루다 이외에도 옵디보, 바벤시오, 임핀지, 티센트릭 등이 있습니다. 이렇듯 대세가 된 면역항암제는 어떻게 암세포를 물리치는 것일까요.

면역항암제의 목적은 우리 몸의 면역체계가 암세포를 공격할 수 있도록 만드는 것입니다. 우리 몸의 면역 세포, 특히 T세포는 암세포를 없앨 힘을 가지고 있습니다. 문제는 암세포를 T세포가 몰라본다는 점인데 이러한 문제를 해결할 방법은 두 가지입니다. 하나는 T세포가 암세포를 알아보게 만드는 법, 다른 하나는 암세포가 T세포로부터 숨지 못하게 만드는 법입니다.

우선 T세포가 암세포를 알아보게 만드는 법을 알아볼까요. T세포는 PD-1이라는 물질이 세포 표면에서 나오게 되면 스스로 면역활동을 멈추게 됩니다. 즉, T세포는 스스로 브레이크를 걸어 면역활동을 하지 않게 됩니다. 물론 어디든 가리지 않고 공격해서는 안 되기에 공격하지 말라는 신호를 보낼 필요는 있습니다. 그런데 암이 생겼는데도 PD-1이 많이 나온다면 면역 반응을 과도하게 억제해 정작 암도 공격하지 않게 됩니다. 그렇다면 이 PD-1을 억제해 버리면 어떻게 될까요? T세포는 주저함 없이 암세포를 공격할 것입니다. 이러한 기능을 하는 면역항암제가 바로 키트루다와 옵디보입니다. 물론 일부 정상 세포도 공격하기에 부작용이 뒤따를 수 있습니다.

두 번째로 암세포가 T세포로부터 숨지 못하게 만드는 법을 알아볼 차례입니다. 만물에는 모두 짝이 있습니다. T세포에 PD-1이 있다면 암세포 쪽에는 PD-L1이라는 수용체가 있습니다. 암세포가 PD-L1을 많이 뿜어낸다면 T세포는 암세포를 발견하기 어려워집니다. 그런데 만약 여기서 PD-L1 발현에 훼방을 놓는다면 어떻게 될까요? 이 경우 역시 암세포는 T세포로부터 숨지 못하고 발각돼 결국 소멸의 길을 갈 것입니다. 이러한 PD-L1 쪽의 저해제가 바벤시오, 임핀지, 티센트릭입니다.

PD-1, PD-L1의 항암제는 면역 체크 포인트 억제제, 즉 면역에 브레이크가 걸리는 것을 억제하는 약으로 부릅니다. 그러니까 암을 직접 죽이는 약이 아닌 기존 면역 체계를 강화하는 방향으로 작용하게 됩니다. 이 때문에 종양 크기를 줄이거나 중앙 생존기간Median Survival Time : MST의 연장 여부 등 기존의 객관적 반응률로 효능을 따지기보다는 전체생존기간을 늘리는 것으로 평가합니다. 바로 약이 듣지 않는 것처럼 보여도 효과를 보다 오래 보면서 평가해야 한다는 의미입니다.

하지만 이런 약들도 그 장점만큼이나 한계도 뚜렷합니다. 암 종별로 적용 가능한 환자 5명 중 1명 정도, 적게는 10명 중 1명 정도만 그 효과가 나타납니다. 처음 면역항암제 개발 대상이었던 흑색종도 40% 정도의 반응을 보이는 수준입니다. PD-1 또는 PD-L1이 타깃이었던 것만큼 환자에게서 PD-1, PD-L1의 발현이 높을수록 효과가 좋기 때문입니다.

또한 여느 항암제와 마찬가지로 면역항암제 역시 평균 12개월 내외로 사용하면 내성이 생깁니다. 물론 내성이 생기는 기간은 더 짧을 수도, 더 길 수도 있습니다. 그래서 이러한 단점을 돌파할 연구는 여전히 진행 중입니다. 키트루다와 다른 항암제를 섞어서 사용해 반응률을 높이거나, PD-1, PD-L1 발현이 낮아도 적용하는 방법, 그리고 PD-1, PD-L1 아닌 바이오마커^{생체}표지자를 찾는 등의 방법입니다.

환자의 입장에서는 일단 모든 약이 듣지 않고 다른 대안이 없다면 나름 신약이니만큼 면역항암제를 써보자고 말할 수 있으나 문제는 비용입니다. PD-1, PD-L1 발현율이 1% 이상 있다는 검사 결과서가 있으면 키트루다의 경우 제약사 측에서 일정

부분 환급해 주는 제도를 적용받는 예도 있다고는 하지만 일반적으로 보험 적용을 받지 못하면 3주 간격으로 맞는 데 회당 수백만 원을 지불해야 할 수도 있습니다. 이 말은 적응증도 아닌데 사용하게 되면 비싼 값만 치르고 효과도 볼 수 없다는 말입니다.

면역항암제는 소수의 환자를 제외하고는 아직은 효과가 제한적인 약으로 만병통치약은 더더욱 아닙니다. 그래서일까요. 암 커뮤니티의 글들을 보면 효과가 있었다는 사례부터 효과가 전혀 없었다는 극과 극의 경험담이 나오고 있습니다.

치료제를 환자의 단순한 선호로 결정하는 일은 대단히 위험합니다. 그러한 선호로 치료를 선택하기보다 주치의와 충분히 상의해 결정해야 합니다.

면역항암제가 세상에 나오기까지는 30년의 연구 시간이 필요했다고 합니다. 이제는 유전자 기술의 발달로 의료 기술과 의학의 발전에 가속도가 붙고 있습니다. 암 환자인 우리가 과학에 기반한 인류의 진보에 희망을 거는 이유입니다.

면역항암제 전성시대 :
키트루다부터 CAR-T까지 Ⅱ

저의 병명을 다시 한 번 말하자면 미만성 거대 B세포 림프종 DLBCL입니다. 면역세포인 B세포가 암이 되어버린 것이죠. 불행 중 다행으로 B세포를 표적으로 하는 치료제는 T세포 림프종보다는 많이 개발되어 있습니다. B세포는 골수Bone marrow에서 만들어진다고 해서 붙여진 이름이고, T세포는 흉선Thymus에서 성숙한다고 해서 그 이름이 붙여졌습니다.

일단 한국에도 선을 보인 CAR-T 치료제는 노바티스의 킴리아입니다. 재발·불응성 DLBCL과 25세 이하의 B세포 급성 림프구성 백혈병Pediatric Acute Lymphoblastic Leukemia : pALL 치료로 허가됐습니다. 만약 제 암이 다시 재발하게 된다면, 구제 항암이나 조혈모세포 이식을 하고 그 방법이 실패하면 최후로 남은 치료

옵션 가운데 유력한 것이 바로 킴리아입니다.

CAR-T가 꿈의 치료제라 불리는 이유는 단 한 번의 투여로 완치까지 기대할 수 있기 때문입니다. 원리는 이렇습니다. 환자 혈액에서 T세포를 채취한 뒤 얼려서 미국 등 다국적 제약회사의 공장이 있는 곳으로 옮깁니다. 그곳에서 채취한 T세포가 암세포를 인지하도록 만듭니다. B세포 표면의 CD19를 인식할 수 있게 T세포를 유전적으로 재프로그래밍하는 것입니다. 이를 대량으로 증식시킨 뒤 다시 한국으로 가져와 환자에게 주입합니다. T세포는 이제 암으로 변한 B세포를 알아볼 수 있게 되고 암세포만 파괴하게 됩니다.

CAR-T는 키메라 항원 수용체 T 세포Chimeric Antigen Receptor T cell의 약자입니다. 키메라는 그리스·로마 신화에 나오는 머리와 다리는 사자이고 목에는 양의 머리가 추가로 달려있으며 꼬리는 뱀인 괴물입니다. T세포 하나에 새로운 항원을 인식할 수 있는 항체 부위와 T세포를 활성화하는 부위를 붙여놓으면서 이런 이름이 붙었습니다.

앞서 설명한 면역항암제와는 T세포가 스스로 암세포를 인식하도록 유전자를 재조합한다는 점에서 다릅니다. 하지만 CD19를 타깃으로 한다는 점에서 표적항암제의 특성도 가집니다. 개인 맞춤형 치료제라는 장점과 제공한 단 한 사람밖에 적용할 수 없다는 단점도 공존합니다.

킴리아는 임상 시험JULIET 2상 시험을 통해 재발·불응성 DLBCL 환자 10명 중 4명이 3개월 뒤 완전관해됐다는 결과를 얻어냈습니다. 킴리아를 사용해 암이 사라졌다는 말입니다. 객관적 반응률ORR은 53%. 투여 2년 뒤 무진행생존률PFS은 33%였습니다. 병원에서 재발 또는 불응으로 6개월밖에 못 산다는 선고를 받았는데 1년 반에서 2년 이상 살았다는 뜻입니다. 급성 림프구성 백혈병에 대해 효과가 있는지를 평가한 임상 시험ELIANA에서도 75명의 환자에게 투여해 82%가 3개월 이내에 완전관해에 도달했습니다. 단 한 번의 치료로 놀라운 결과일 수밖에 없습니다.

하지만 문제점이 없는 것은 아닙니다. 기대 여명이 0개월이었던 사람의 상당수가 생존할 수 있다는 점에서는 획기적이지만 여전히 이 치료에도 반응하지 않은 사람이 있었습니다. 잘못 이해하면 일부 환자나 보호자가 이 치료를 받았는데 왜 낫지 않느냐고 오해할 수 있습니다.

그리고 다른 문제는 가격입니다. 약값만 현재 5억 원입니다. 임상으로 치료받는다면 괜찮겠지만 실제로 건강보험이 어느 정도로 적용될지는 아직 더 많은 논의와 시간이 필요한 상황입니다. 그리고 T세포로 이루어진 치료제 자체를 제작부터 운송, 보관하는 데에도 별도의 시설이 필요합니다. 2023년 기준으로 서울대학교병원, 삼성서울병원, 서울아산병원, 서울성모병원, 세브란스병원 등을 중심으로 CAR-T(킴리아) 지료를 받을 수 있고, 점차 CAR-T 치료 병원과 치료제도 늘고 있습니다.

CAR-T 치료제도 부작용은 있습니다. 바로 사이토카인 폭풍, 즉 사이토카인 방출 증후군CRS입니다. 몸이 CAR-T 치료제를 거부할 경우 면역 세포가 사이도카인이라는 단백질을 지나치게 많이 분비하게 되는데 그렇게 되면 정상 세포까지도 마비될 수 있습니다. 하지만 이에 대한 치료제인 악템라Actemra 등도 나와 있어 입원 중에 대처할 수 있다고 합니다. 이밖에 발열성 호중구 감소증, 감염 등의 부작용이 있습니다.

현재 CAR-T는 킴리아 이외에도 예스카타Yescarta, 테카르투스Tecartus, 브레얀지Breyanzi 등이 있습니다. 모두 혈액암을 치료하는 약으로 고형암을 대상으로 하는 CAR-T는 개발 중에 있습니다.

항암제 효과 관련 기사를 읽기 위한
최소한의 통계 지식

> 간세포암 환자(n=292명)를 대상으로 한 REACH-2 연구에서 사이람자 단독요법은 위약 대비 사망 위험을 29% 감소시켰고(전체 생존기간 중앙값 8.5개월 vs 7.3개월, HR 0.710, 95% CI : 0.531-0.949; p=0.0199), 질병 진행 위험을 약 55% 감소시켰다(무진행 생존기간 중앙값 2.8개월 vs 1.6개월, HR 0.452, 95% CI : 0.339-0.603; p<0.0001).
>
> 출처 : 메디포뉴스, 2020년 7월 28일

이 같은 문제점은 최근 열린 2019 유럽종양학회(ESMO)에서 발표된 타그리소의 FLAURA 연구의 생존기간 분석결과를 통해 여실히 드러나고 있다. 우선 FLAURA 연구 결과부터 보면, 주요 이차

평가변수인 전체생존기간(OS)에서 타그리소(38.6개월)는 대조군인 게피티닙·엘로티닙(31.8개월)보다 6.8개월 길었다(HR 0.799; p=0.0462). 타그리소의 3년 생존율은 54%로, 대조군 44% 대비 10%의 개선을 보여줬다. 그런데 문제는 ESMO 기준의 임상적 가치가 있는 HR(위험비, Hazard Ratio)은 최소 0.7(HR 0.799)에, 3년 생존률 개선 역시 10%는 넘어야 한다. FLAURA 연구에서 보여준 타그리소의 데이터가 ESMO 기준에 못 미친다는 의미다.

출처 : 팜뉴스, 2019년 10월 7일

외계어 같은 이 뉴스 기사에는 공통적으로 HR과 CI, 그리고 P라는 통계학 용어가 나와있습니다. 우선 P값부터 살펴보겠습니다. P는 확률을 뜻하는 Probability의 P입니다. P〈0.05라면 확률이 5% 미만이라는 뜻으로 해당 결과가 우연히 나타났을 확률이 5% 미만이라는 거죠. 뒤집어 보면 우연이 아닐 확률은 95% 이상이라는 말입니다. 첫 번째 기사에서 뒷부분에 P〈0.0001이면 확률이 0.01% 미만, 아래 기사에서 p=0.0462라고 돼 있으니 확률이 4.62%임을 의미합니다. 그런데 무엇에 대한 확률일까요?

약물의 효과를 실험할 때는 실험군과 대조군 두 그룹으로 나

높니다. 비교했을 때 두 그룹 간에 '차이가 없다는 말이 옳을 확률'을 P값이라고 합니다. 즉, 두 번째 기사에서 P=0.0462라는 말은 두 그룹 간 차이가 '없다'라는 말이 옳을 확률이 4.62%이라는 거죠. 이는 다시 거꾸로 말하면 그룹 간 차이가 '있을' 확률은 95.38%라는 말입니다.

일반적으로 논문에서 "95% 이상의 확률로 차이가 있다"는 말을 읽으면, 즉 'P값이 0.05 미만(P < 0.05)이면 신뢰성이 있다', '유의미한 차이가 있다', 그래서 '통계적으로 의미가 있다'고 보고 있습니다. 하나의 약속입니다. 그래서 첫 번째 기사의 '사이람자'나, 두 번째 기사의 '타그리소' 모두 신뢰할 만한 통계라고 할 수 있습니다. P값이 0.05보다 작으니까요.

다음은 더 중요한 HR, 즉 위험비Hazard Ratio입니다. 생존 분석에 사용되는 개념으로 새로운 약을 먹은 시험군의 사망률위험을 기존의 약을 먹은 대조군의 사망률위험로 나눈 값입니다. 즉, 새로운 항암제를 썼을 때 HR이 1이면 기존 약과 다를 바 없는 것입니다. 1보다 작으면 죽을 위험이 상대적으로 낮다. 즉 더 효과가 있다는 말입니다. 1보다 더 크면 죽을 위험이 더 높은 거겠죠. 첫 번째 기사에서 전체생존기간의 HR이 0.710이니 HR이 1보다 작아 기존의 약을 썼을 때보다 효과가 있다고 보는 것입니다.

두 번째 기사에서는 HR의 높음을 문제 삼았습니다. 전체생존기간Overall Survival : OS의 HR이 미국에서는 최소한 0.8, 유럽은 0.7보다는 낮아야 의미가 있다고 봅니다. 이보다 높으면 표준치료군과 사실상 큰 차이가 없다는 말입니다. 기사에 나온 임상시험에서 HR이 0.799였기에 사망 위험이 줄어드는 것은 맞지만 유럽 기준으로는 기존 약과의 차이가 크지는 않다고 판단된다는 말입니다.

다음은 CI, 즉 신뢰구간Confidence Interval입니다. 신뢰구긴은 표본에서 얻은 결과가 실제로는 어디쯤 있을까 하는 것을 나타내는 값입니다. 의학 통계에서 주로 쓰는 '95%의 신뢰구간'이란 95%의 확률로 '차이의 참 값'이 그 구간에 있다라는 뜻입니다. 그래서 첫 번째 기사의 "HR 0.452, 95% CI : 0.339~0.603"이란 HR은 0.452인데 이 값은 95%의 확률로 0.339~0.603 사이에 실제 있을 것이라고 해석할 수 있습니다.

만약 똑같은 HR인데 신뢰구간이 0.3~1.3이라면 어떨까요. 실제값이 1.3이 되어버리면 1보다 커져서 오히려 사망 위험이 증가하기에 유의성이 없다고 볼 수 있습니다. 기사에는 그런 경우는 거의 나오지 않으니 그냥 그렇구나 생각하고 보고 넘어가면 됩니다. 설명하고 보니 조금 복잡하지만 이제 다 왔습니다. 결론입니다.

새로 나온 항암제가 기존 항암제보다 효과가 있는지를 판단하는 기사를 살펴볼 때 가장 중요한 것은 전체생존기간OS의 위험도HR입니다. OS HR이 1보다 작을수록, 새로운 치료제로써 효과가 크다고 생각하면 됩니다. 1과 가까워질수록 기존 약과 차이가 없는 것이고, 만약 OS HR이 1보다 크다면 기존 항암제보다 위험만 증가하는 약이라고 보면 됩니다.

참고로 전체생존기간이 가장 중요하지만 PFS, 즉 무진행생존기간Progression Free Survival도 의미가 없지 않습니다. 재발하는 기간을 늦춰주는 것도 삶의 질에 의미가 있기 때문입니다. 가끔 항암제 중에 전체생존기간은 똑같은데 무진행생존기간만 늘려주는 경우가 있습니다. 제가 걸린 림프종 중에 소포성 림프종의 유지치료가 그렇습니다. 소포성 림프종 환자는 리툭시맙이라는 표적항암제를 한 달에 한 번 맞게 되는데 완전관해 후 재발하는 시간을 최대한 늦추기 위한 치료입니다.

그러나 이러한 유지치료가 무진행생존기간은 늘릴 수 있지만 전체생존기간은 유지치료를 받지 않는 경우와 차이가 없다고 해서 병원에 따라서, 그리고 환자의 상태에 따라서 유지치료를 하지 않는 경우가 있습니다. 그러니 "나는 왜 유지치료를 하지 않을까?" 고민하지 말고 주치의에게 물어보면 답을 얻을 수 있습니다. 또한 면역력이 떨어져 반복해서 감염이 된다면 유지치료를 고집해서 지속할 이유도 없습니다. 이 역시 주치의와 상의해 유시치료를 중단하는 것도 하나의 방법입니다.

한 걸음 더

때론 '지나침'보다 '모자람'이 좋다

40대 여성은 '유방 X선 검사'를 꼭 받아야 할까[13]

유방암 조기 진단을 위해서는 유방 X선 검사를 얼마나 자주 받아야 할까요? 50세에서 74세의 일반적인 여성이라면 묻지도 따지지도 말고 유방암 진단을 위한 유방 X선 검사를 2년에 한 번씩 받으면 됩니다.

생물학적 나이가 5살 늘어날 때마다 유방암 위험은 15%씩 높아진다고 미국국립보건원(NIH)이 2019년 2월 밝혔을 정도로 50대 이상은 가족력, 유전자 변이와 무관하게 일단 유방암 발병 위험이 높아지기 때문입니다. 하지만 논란의 중심은 40대입니다.

40~49세로 유방암 위험이 평균적인 여성은 의사와 상의해서 득과 실을 따져보고 결정하라고 권고했습니다. 물론 집안에 유방암 환자가 있거

---

13) 이 글은 제가 2019년 4월 21일 KBS 〈지식K〉에 쓴 것을 재구성했습니다.
https://news.kbs.co.kr/news/view.do?ncd=4184714

나 본인이 유방암 위험 변이유전자를 가진 경우라면 적용되지 않는 지침입니다. 미국내과학회(American College of Physicians : ACP)가 2019년 4월에 발표한 새 지침의 내용입니다. 이는 현재 미국질병예방특별위원회(U.S. Preventive Services Task Force : USPSTF)의 지침과 내용이 같습니다.

나이가 많지 않을 경우 X선 검사를 자주 받는 일이 꼭 좋지만은 않을 수도 있어 미국에서도 그 기준이 약간씩 달리 나오고 있습니다. 미국암학회(American Cancer Society : ACS)는 45~54세 여성은 유방 X선 검사를 매년 받으라고 권고하고 있습니다. 55세 이후에는 격년으로 받으라고 권장하고 있습니다. 이와는 달리 미국영상의학회(American College of Radiology)는 40세부터 매년 받길 권장하고 있습니다.

유방암 X선 검사 논란의 출발은 2009년 USPSTF의 지침에서 시작됐습니다. 검사 시기도 빈도도 늦추라는 게 핵심이었습니다. 40~49세는 유방 X선 검사가 필요 없고, 50~74세까지는 매년이 아닌 격년으로 받으면 된다고 했기 때문입니다. 당시 40대를 유방암 X선 검사 대상에서 제외하자 크게 반발하는 여론이 일어났습니다. 아무래도 불안했기 때문입니다.

USPSTF측은 유방암 검사를 너무 일찍 시작하면 거짓양성(False Positive)진단이 너무 많이 나와 불필요한 조직검사를 하게 돼 결국 득보다는 실이 크다며 베이즈 이론을 이용한 논리를 폈습니다.

베이즈 이론으로 본 유방암 X선 검진 논란

목사이자 영국 왕립학회 회원이던 토마스 베이즈(Tomas Bayes)가 쓴 《우연의 원리와 관련된 문제의 해결을 모색하는 에세이(An Essay Towards Solving a Problem in the Doctrine of Chances)》는 그가 죽은 뒤 친구인 리처드 프라이스가 1763년 왕립학회에 제출해 세상에 알려지게 됐습니다. 그리고 베이즈 정리(Bayes theorem)로 알려진 공식은 프랑스의 천재 수학자 피에르 시몽 라플라스(Pierre-Simon Laplace)가 정리했습니다.

베이즈 정리란 세 개의 사전 확률로 하나의 사후 확률을 구해보는 것입니다. 다시 말해 어떤 사건이 일어났을 때 그 결과를 불러온 원인이나 가정, 가설 등이 옳거나 틀릴 확률을 먼저 알아보는 것입니다. 결과에서 원인을 추정할 때 쓴다고 해서 원인 확률, 역확률(Inverse Probability)이라고 부릅니다.

$$\text{베이즈 정리}: P(B \mid A) = \frac{P(A \mid B)P(B)}{P(A)}$$

여기서 우리가 알고 싶은 것은 40대 여성이 X선 검사에서 양성이 나왔을 경우(결과)와, 실제 유방암일 확률(원인)입니다.

$$P(\text{실제 유방암일 확률} \mid \text{X선 양성 일 때})$$

$$= \frac{P(\text{유방암 환자 중 X선 양성일 확률}) \times P(\text{유방암일 확률})}{P(\text{X선 양성 확률})}$$

이미 우리가 사전 통계적으로 알고 있는 사실은 다음과 같습니다.

1 2009년 기준으로 미국의 40대 여성이 유방암에 걸릴 확률은 1만 명 가운데 40명, 즉 0.4%(40/10,000)입니다.

2 유방암 환자가 X선을 찍어 양성일 확률은 그 40명 가운데 32명으로, 확률로는 32/40입니다.

3 유방암에 걸린 것과 무관하게 X선 검사에서 양성이 나올 확률은 1만 명 중 1,028명(1,028/10,000), 즉 10% 조금 넘는 수준입니다.

이를 위의 베이즈 정리 공식에 넣어보면 되는데, 고등학교 때 배운 조건부 확률을 살짝 응용한 것이 베이즈 정리입니다.

X선을 찍고 양성인 결과가 나왔는데 실제로는 유방암일 확률은 (32/40) × (40/10,000) / (1,028/10,000) = 0.03. 즉, 확률적으로 보면 X선을 찍고 암일 확률은 3%에 불과하고 97%는 암이 아니라는 이야기가 됩니다. 이 수치는 고정불변이 아닌 새로운 조사 결과가 나오면 새로 계산됩니다.

젊은 여성, X선 오진율·검사 부작용 주의해야

베이즈 정리의 특성은 증거를 더 많이 모을수록 진리에 조금씩 더 가까이 다가갈 수 있다는 점입니다. 경험을 중요시한다는 뜻입니다. 결국 자료가 더 확보될수록 정밀한 추정이 가능해지는 것입니다.

2010년 통계를 이용한 추정에서는 40대 여성이 유방암 X선 검사에서 양성 판정을 받았을 때 유방암에 걸렸을 확률은 10%였습니다. 90%는 X선 양성이었지만 암은 아니었다는 말입니다. 집안에 유방암 환자가 있거나, 유전자 변이가 없는 일반적으로 건강한 젊은 여성은 그만큼 유방암에 걸릴 확률이 낮기 때문입니다.

그런데 X선에서 양성 판정을 받으면 초음파 검사와 조직검사를 해야 하고 이에 따른 정신적 충격도 클 수밖에 없습니다. 잃는 게 많다는 뜻입니다. 실제로 이번에 미국내과학회가 발표한 자료에서도 지난 10년 동안 검사를 받은 여성의 약 20%가 과진단(Over Diagnosis)과 과치료(Over Treatment)를 받은 것으로 나타났습니다. 또한 검사를 매년 받는 경우에는 거짓양성(False Positive)판정으로 인한 불필요한 조직검사와 스트레스 등의 위험이 7%로, 2년에 한 번씩 받을 때의 4.8%보다 높았습니다.

가족력·BRCA 변이·치밀 유방 여성은
30대부터 매년 검진 받아야

논란을 겪은 이후 질병예방특별위원회(USPSTF)는 2016년 한발 물러섰습니다. 40대 여성이 경우 자신의 건강 이력과 선호도를 주치의와 논의해 X선 촬영 여부를 결정하도록 지침을 바꾼 것입니다. 2019년판 미국내과학회 지침과 같은 말입니다. 전면적으로 받으라는 말은 아니고 따져보고 이득이 될 것 같으면 받으라는 뜻입니다. USPSTF측도 X선 검사의 오진율을 10% 정도라고 밝혔습니다.

물론 유방암에 걸릴 가능성이 높은 BRCA 1·2 유전자 변이를 가진 여성은 일찍부터 검사를 받아야 합니다. 영화배우 앤젤리나 졸리는 BRCA1 유전자에 변이가 있음을 확인하고 2013년에 예방적 유방 절제술까지 받았습니다.

영국 BBC 뉴스는 2월 11일, 영국 맨체스터대학의 캐리 에번스 유전학 교수 연구팀의 연구 결과를 인용해 직계 가족 가운데 유방암을 겪은 사람이 있는 여성은 아예 30대부터 유방 X선 검사를 받길 권고했습니다. 미국 뉴욕대학 랭곤 헬스센터 연구팀도 가족력이 있거나 유선조직의 밀도(density)가 높은 치밀 유방을 가졌다면 30대부터 X선 검사를 매년 받길 권고했습니다. 유방암의 5~15%는 가족력과 연관이 있고, 이런 경우 공격성도 강해 진행 속도가 빠르다고 알려졌기 때문입니다.

유방암의 조기 검진 중요성은 말할 필요 없어

국내 유방암 환자는 해마다 4% 정도씩 늘고 있습니다. 하지만 유방암의 5년 생존율이 92%, 10년 생존율이 85%에 달하면서 조기 진단의 효과를 보고 있습니다. 국민건강보험공단 〈2019년 건강검진통계연보〉에 따르면 국가암검진을 통한 유방암 수검률은 64.8% 정도에 머물고 있습니다.

정기적인 암 검사를 숨 쉬는 것처럼 당연하게 생각한다면 두려워할 것은 없습니다. 다만 건강염려증이라고 할 만큼 과도한 조기 검진은 오히려 스트레스와 불필요한 추가 검사로 몸과 마음을 해칠 수 있다는 점도 한 번쯤은 생각해 볼 필요가 있습니다.

[참고 자료]
1. Screening for Breast Cancer in Average-Risk Women: A Guidance Statement From the American College of Physicians
(https://annals.org/aim/fullarticle/2730520/screening-breast-cancer-average-risk-women-guidance-statement-from-american?_ga=2.168759585.1234016648.1555567335-45644780.1555567335)
2. 〈뉴스위크〉한국판 2016. 2. 29 "유방암 검사는 50세 이후에"
(http://newsweekkorea.com/?p=549)
3. 《불멸의 이론》샤론 버치 맥그레인 저, HumanScience(베이즈 정리를 유방암에 적용하다, p.567)
4. 《신호와 소음》네이트 실버 저, 더 퀘스트(베이즈 정리의 수학적 형식, p.368)
5. 《통계학》와쿠이 요시유키·와쿠이 사다미 저, 성안당

3부

암 완치로의 여행, 그 끝을 향하여

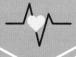

암 대사 치료란 암의 대사적 특징을 활용해 암을 공격해 보는 전략입니다. 우선 첫 번째 방법은 다음과 같습니다. 암세포는 탄수화물, 즉 당분을 주로 섭취하면서 지방과 단백질도 먹이로 삼습니다. 그래서 암 대사 치료는 결국 암의 대사 경로를 차단해 암세포가 가능한 한 배고프게 만들어 죽게 만들자는 전략입니다.

또 한 가지 방법은 암세포는 "상피세포가 커져라", "혈관을 새로 만들어라" 등처럼 대사와 성장 과정에서 다양한 생체 신호를 내보내는데 이러한 암 성장 신호를 가능한 막아보자는 전략입니다. 그 자체로도 암 치료를 기대할 수도 있지만 이 방법은 기존 항암제가 더 잘 듣도록 돕는 것이 일차적인 목표입니다. 항암, 방사선 치료의 부작용을 줄여 삶의 질을 높이는 것도 또 한 가지의 목표가 될 수 있을 것입니다.

그런 의미에서 대사 치료는 기능 의학 치료, 통합치료, 대안 치료와도 연결됩니다. 섭식 등 영양과 신체 운동, 그리고 정신적 평안을 얻는 방법으로까지 확장될 수 있습니다. 결국 대사 치료란 삶을 바꾸는 일이기도 합니다.

이러한 접근 방법이 향하는 길은 결국 하나입니다. 암의 완치라는 새로운 우주로 나아가는 일입니다.

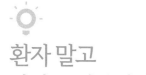

환자 말고
암만 굶겨봅시다

저는 항암 치료를 시작하면서부터 예고된 부작용을 고민하기 시작했고 실제로 그 부작용들이 몸과 마음을 조금씩 갉아먹기 시작하자 대안을 찾기 시작했습니다. 다행히 집에서 멀지 않은 곳에 이러한 고민을 나눌 수 있는 작은 병원이 있었고 방문하게 됐습니다.

먼저 꽤 오랜 시간 동안 의사 선생님과 대화를 나눴고 방문할 때마다 충분한 의견을 주고받을 시간이 있었습니다. 그 병원은 저뿐만이 아닌 모든 환자에게 그렇게 대하는 듯했습니다. 그 과정에서 선생님은 가장 중요한 것은 영양, 즉 먹는 것임을 강조했습니다. 약, 주사, 보충제는 그다음이라고 했습니다. 그때부터 고농도 비타민 C 주사 치료, DCA와 같은 한국에서 판매하지 않는 보충제와 비타민 D, 대구 간유 등 여러 가지를 권하고 메트포르민과 같은 당뇨약도 처방해 주었습니다.

대사 치료를 본격적으로 알린, 자궁경부암 4기의 폐전이 환자였던 제인 멕러낸드가 쓴 《암을 굶기는 치료법How to Starve Cancer without starving yourself》이 한국에 번역 출간된 때는 2020년 1월입니다. 제가 암에 걸린 시기는 2018년이었으니 한참 전이죠.

당시의 저는 암은 어떤 것인지, 어떻게 암을 치료해야 할지 명확한 방법과 근거를 몰랐기 때문에 하나하나씩 공부해 가기 시작했습니다. 항암과 방사선 치료를 잘 마치고 완전관해를 얻어가는 과정에서 당시에는 몰랐지만 대사 치료를 만났던 거죠.

대사 치료라고 해서 복잡한 것은 아니었습니다. 대사 치료는 영양제와 보충제, 이미 세상에 나와있는 약을 원래 허가 목적 이외의 용도로 사용하는 것을 뜻하는 오프라벨OFF LABEL 약과 식이요법 등을 통해 우리 몸을 암이 살기 어려운 환경으로 만들어보겠다는 말입니다.

대사 치료란 기존의 수술, 항암, 방사선의 3대 암 치료를 대체하는 것이 아닌 보완하는 개념입니다. 그렇게 하나하나 알아갈수록 결국 저는 생활 습관을 교정해야겠다는 생각이 들었습니다. 소식과 운동이 큰 틀이고 여기에 마음을 평안하게 유지하는 것을 더하면 됩니다.

보충제와 약물은 암의 대사 경로를 방해하고, 암이 내보내는 신호를 차단까지는 아니더라도 방해하는 것들이었습니다. 예를 들어 암이 당분을 특히 좋아하고, 지방산도 양분으로 사용할 수 있으니 당뇨약인 메트포르민, 고지혈증약인 스타틴 등을 사용해 저혈당 상태에 빠지지 않는 선에서 가능한 낮은 혈당과 낮은 혈중 지질 상태를 유지합니다. 물론 소식과 저지방식으로도 가능한 일이지만 암 환자는 하루가 급하니 약물의 힘을 빌리는 것이죠. 물론 메트포르민이나 스타틴이 몸에서 다른 기전으로 암의 신호를 방해한다는 연구 결과도 있습니다.

당연히 대사 치료는 정답이 아니며 암 치료를 향해가는 수십, 수백 가지 길 중의 하나입니다. 사람마다 효과도 다를 수도 있고 아예 효과가 없을 수도 있습니다. 혹은 불필요한 부작용만 키울 수도 있습니다. 저는 그저 동네 주치의와 환자인 저와 보호자가 함께 공부하고 노력해 자신만의 치료법을 찾아가 보는 중입니다.

물론 종합병원의 암 주치의는 제 의견에 반대할 수도 있습니다. 섣부르게 약이나 보충제를 썼다 기존 항암제와 상호작용을 일으켜 항암 치료 효과를 떨어뜨릴 수도 있기 때문입니다. 무엇보다도 이 대사 치료법은 미국식품의약국^{FDA}과 한국 식약처와 제도권 의료계가 완전히 동의하고 있지는 않은 길입니다. 하지만 각각의 약물과 보충제에 대한 연구 논문은 하늘의 별만큼 많이 나와있고 지금도 연구 중입니다.

저는 암 부작용을 줄이고 암 치료 효과를 높이는 네 이를 조금씩 적용했고 지금도 암 재발을 막기 위해 동네 주치의와 노력하고 있습니다. 제 몸이니 제가 책임지면 되는 것입니다.

제가 이 방법을 적극적으로 권할 수는 없지만 항암 치료가 잘되지 않는다면, 재발이 두렵거나 계속된다면 우리는 뭔가를 하긴 해야 합니다. 그럴 때는 기능 의학을 하는 병원을 찾아가 꼭 한 번 상담해 보시길 바랍니다. 그리고 새로운 길을 한번 엿보길 바랍니다.

암 환자인 우리는 더 잃어선 안 됩니다. 건강과 마음 둘 다 말입니다. 여기에 저는 정답이 아닌 공부했던 기록의 일부를 정리했습니다.

암세포는
당만 먹지는 않습니다

저는 암 진단과 치료, 그리고 치료 결과를 확인할 때 PET
Positron Emission Tomography CT, 즉 양전자 단층촬영을 했습니다. 진
단 당시 복부 대동맥 뒤에 자리하고 있는 종양 덩어리를 명확하
게 확인할 수 있었습니다. 6번의 항암 치료를 받은 뒤 다시 PET
CT를 찍었는데 더는 종양이 보이지 않음을 눈으로 확인할 수
있었습니다.

암세포는 포도당을 정상 세포보다 월등히 많이 소비합니다.
PET CT는 이러한 암세포의 특성을 이용한 검사입니다. PET
CT 검사를 위해서는 6시간 이상 금식한 후 당과 비슷한 물질에
방사성 물질을 붙여 몸에 주사하는데 암세포는 이를 게걸스럽
게 먹어댑니다. 이런 원리의 PET CT 영상을 보면 당이 모이는

곳의 색깔은 흑백으로 봤을 때 검은색으로 나옵니다. 이 부분에 종양이 있다고 추정할 수 있는 것입니다.

PET 검사 전에는 검사의 정확도를 높이기 위해 보리차와 커피도 마시면 안 되고 생수만 많이 마셔야 합니다. 그렇게 몸에 최대한 당분이 없는 상태에서 검사를 받게 됩니다. 당뇨병이 있는 경우에는 당뇨약을 먹되 혈당이 높으면 검사를 하기 어려울 수도 있습니다. 그만큼 당 수치에 민감한 검사가 PET입니다.

암세포의 대사 특징을 알아보기 위해서는 정상 세포의 대사 과정을 알면 이해가 빠릅니다. 고등학교 때 생명과학Ⅱ에 나오는 내용이지만 이를 선택해서 공부하지 않았다면 조금은 어려

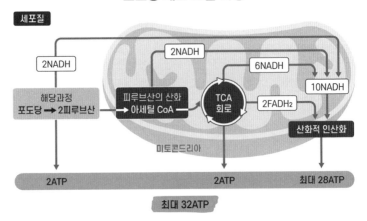

포도당 세포 호흡 과정

운 내용이기 때문에 이해가 어렵다면 이 부분은 건너뛰어도 괜찮습니다.**14)**

탄수화물, 즉 당이 세포로 들어오면 세포질 부위에서 잘게 분해되는데 이를 해당解糖 Glycolysis 과정이라고 합니다. 이렇게 당이 쪼개지면 피루브산Pyruvate이 생성됩니다. 세포 안에는 미토콘드리아라는 소기관이 있습니다. 그곳은 피루브산을 원료로 하여 몸이 사용할 수 있는 형태의 에너지인 ATP아데노신 3 인산로 만들어내는 공장입니다. 미토콘드리아 내부에서 피루브산은 아세틸CoA로 산화된 후 → TCA 회로 → 산화적 인산화Oxidative Phosphorylation : OXPHOS 과정을 거쳐 최종적으로 ATP를 만듭니다.

다시 말해 세포가 직접적으로 에너지원으로 사용하는 물질인 ATP는 이 중에서 첫 번째로 해당 과정, 두 번째로 TCA 회로, 세 번째로 산화적 인산화OXPHOS 과정에서 각각 만들어집니다. 쉽게 말해 포도당 1개는 해당 과정을 통해 ATP 2개, TCA 회로를 통해서는 ATP 2개, 산화적 인산화를 통해서는 최대 28개 정도의 ATP가 만들어집니다. 이 흐름만 보면 산화적 인산화가 가장 효율적입니다. 가장 많이 만들어지니까요.

14) 이 부분에 대해 보다 자세하게 알고 싶은 분은 고등학교 생명과학Ⅱ 교과과정의 '세포 호흡' 부분을 살펴보시기 바랍니다. 저는 동아출판의 2021년판 《하이탑 생명과학Ⅱ》 p.126~146을 참고했습니다. 참고 그림은 교과서 p.142를 참고해 다시 그렸습니다.

당뿐만 아니라 지질^{지방}과 단백질로도 ATP를 만들 수 있습니다. 지질은 지방산과 글리세롤로 전환되고, 단백질은 아미노산으로 분해되고 나서 미토콘드리아 내부로 들어가 ATP로 만들어집니다.

여기서 잠깐! 중요한 시사점이 있습니다. 정상 세포처럼 암세포도 미토콘드리아가 정상 작동한다면 지질과 단백질을 양분으로 쓸 수 있다는 점입니다.

산소가 풍부할 때는 이 모든 과정을 거치고 나면 부산물이라고는 이산화탄소와 물만 남아 '완전 분해'된다고 할 수 있습니다. 산소가 없을 때는 피루브산이 젖산이라는 부산물로 바뀌는데 이 '산소가 없을 때'라는 말은 혐기^{嫌氣}성이라고도 표현합니다. 산소 없이 이루어지는 대사를 발효라고 합니다. 무산소 운동을 하면 우리 몸에 젖산이 생겨 근육통이 생긴다는 이야기를 한 번쯤 들어보셨을 것입니다. 여기까지가 산소 호흡을 하는 세포의 정상적인 대사 과정입니다.

와버그 효과 vs 역 와버그 효과

    암세포는 여러 가지로 불완전합니다. 특히 암세포의 미토콘드리아 기능도 망가져 있는 경우가 있습니다. 쇼크 암센터의 루벤 쇼 교수 연구팀은 2021년 4월 7일 〈사이언스 어드밴시스 Science Advances〉에 발표한 논문15)에서 "미토콘드리아 건강의 변화와 대사 작용이 암, 당뇨병, 신경 퇴행 질환에서 똑같이 중요하다"16)고 밝혔다고 뉴스에 보도되었습니다. 미토콘드리아의 건강을 보호하는 파킨Parkin 단백질의 돌연변이가 암 발생 과정에도 관여한다는 것입니다.

    비정상적인 미토콘드리아로 인해 암세포는 정상적인 산소

---

15) https://advances.sciencemag.org/content/7/15/eabg4544
16) https://www.yna.co.kr/view/AKR20210408140800009?section=search

호흡을 하지 못합니다. 그래서 산소가 충분한데도 정상적인 산화과정을 거쳐 ATP를 만들지 못합니다. 대신 당(피루브산)이 미토콘드리아에 들어가지 못하고 젖산으로 전환하는 대사를 합니다. 이것을 와버그 효과라고 부릅니다. 1920년대 오토 와버그Otto Warburg라는 학자가 종양이 낭을 많이 갖고 있고, 말기 암 환자에게서 젖산이 많은 현상을 주목해 연구한 결과로 붙은 이름입니다.

암세포 입장에서는 산화적 인산화 과정을 거치는 것보다는 ATP를 적게 생성하지만 대신 빠르게 생산할 수 있고 미토콘드리아에 들어가는 과정을 건너뛰기 때문에 당을 가지고 다른 생체 구성 물질, 예를 들어 혈관 등을 만들 재료를 합성하는 데도 유리해집니다. 빠르게 분열하는 배아 세포에서도 이와 같은 대사적 특징이 관찰됩니다.

암세포는 젖산을 많이 만드는데 이로 인해 암 주변 조직을 산성화시킵니다. 산성도가 높아지면 면역 세포가 공격하기 어려워지고 항암제 내성도 커집니다. 젖산은 암이 주변 조직으로 침투하기 쉽도록 종양 혈관 신생도 촉진하는데 이때 젖산탈수소효소인 LDH가 사용돼 이 수치도 높아집니다. 그래서 혈청 LDH 수치가 높아지면 암 예후가 나빠집니다.

이후 연구에서는 암세포 중 미토콘드리아가 정상인 세포도 발견됐습니다. 이 경우 암세포는 역Reverse 와버그 효과라는 대사를 하게 됩니다. 여기서는 활성산소종Reactive Oxygen Species : ROS에 대한 이해가 필요합니다.

세포 대사 중에 생기는 활성산소종은 농도가 높아지면 산화 스트레스로 세포 자체가 죽게 됩니다. 암세포는 유전자 돌연변이로 활성산소종 생성이 많아지는데 이로 인해 암세포 역시 죽을 위험에 처하는 것입니다.

대표적인 암 억제 유전자인 p53 유전자가 정상적으로 작동한다면 이 활성산소종으로 인해 암세포는 자멸할 것입니다. 그러나 암세포에서는 p53 유전자가 망가져 있기에 결국 산화-환원 유지 기능도 제대로 작동하지 못하고 결국 암세포는 내부에서 항산화 반응을 촉진해 산화에 따른 스트레스를 이겨내고 살아남게 됩니다.

암세포에 넘쳐나는 활성산소종은 또 다른 역할을 합니다. 종양 주변의 세포, 특히 기질 세포들을 자극해 젖산을 많이 만들도록 합니다. 이렇게 풍부해진 젖산은 다시 암세포로 들어가 피루브산으로 바뀌어 미토콘드리아로 들어가 산화적 인산화 과정을 통해 에너지, 즉 ATP를 만들게 됩니다. 이런 방식으로 일부

암세포의 산화적 인산화가 항진된 경우가 바로 역 와버그 효과입니다. 이때 젖산뿐만 아니라 케톤체와 지방산도 암세포로 들어가 에너지원이 됩니다.

암세포는 결국 탄수화물, 단백질, 지방, 모든 영양소를 에너지원으로 사용합니다. 어느 한 개가 부족하면 내사 회로, 즉 내사 방식을 바꿔서 어떻게든 살아남습니다.

와버그 효과, 즉 암세포가 당을 주로 먹는다는 것은 PET CT 검사의 유효성에 비추어볼 때 명확합니다. 그래서 고탄수화물 식사는 당연히 암 치료에 최악의 식단이 됩니다. 그렇다고 저탄수화물 고지방식이, 즉 케톤 식이가 답이 아닐 수 있는 부분입니다. 꼭 역 와버그 효과가 아니더라도 암세포는 단백질과 지질 역시 양분으로 사용할 수 있기 때문입니다.

제인 멕러낸드의
메트로맵과 대사 약물들

　《암을 굶기는 치료법》의 저자 제인 멕러낸드가 제안한 암세포 자멸사 유도 전략은 '누름Press'과 '흔들기Pulse' 전략으로 요약됩니다. 누름은 암세포를 굶기는 전략인데 세포 간 신호를 정상화하고 전이를 막는 데 주력합니다. 이때 메트로맵MetroMap이 등장합니다. 메트로맵은 당과 지방산, 글루타민 대사 경로와 이를 차단하는 약물과 보충제를 지하철 노선도처럼 정리한 것입니다. 제인 멕러낸드가 말하는 흔들기는 저용량 항암화학 치료와 방사선 치료를 하면서 대사 약물 치료, 고농도 비타민 C 주사IVC, 산소 공급 등을 이용해 암세포 자멸사를 유도하는 것이 목표입니다. 쉽게 간추리면 다음과 같습니다.

1 항상 암을 굶기고

2 세포의 잘못된 신호를 중단시켜

3 암이 퍼지는 것을 막고

4 완전히 사멸시킨 후

5 회복, 즉 디톡스와 힘께 손상된 미토콘드리아를 회복시킨다는 전략[17]

아래 표는 제인 멕러낸드의 메트로맵을 보기 쉽게 정리한 것입니다.

제인 멕러낸드의 메트로맵

	목표 대사 경로	대사약물
포도당 (Glucose)	포도당 수용체1(Glut1)	스타틴, 퀘르세틴
	인슐린	저혈당 식사, 운동, 메트포르민, 베르베린, 피콜린산 크롬
	오탄당 인산 경로 (PP Pathway)	DHEA
	산화적 인산화 (OXPHOS)	베르베린, 독시사이클린, 메트포르민, 니클로사미드
	호기성 해당작용 (Aerobic Glycolysis)	고농도 비타민 C 주사, 2DG, DCA, 3BP
지방산 (Fatty acids)	스테롤 조절인자 결합 단백질1(SREPB1)	베르베린

17) 《암을 굶기는 치료법》제인 멕러낸드 저, 홍수진 외 역, 한솔의학서적 p.356

지방산 (Fatty acids)	스테롤 조절인자 결합 단백질2(SREPB2)	디피리다몰
	ATP 시트르산 분해효소 (ACLY)	하이드록시 시트레이트
	지방산 산화(F.A.O)	독시사이클린, 밀드로네이트
	지방산 합성(F.A.S)	메트포르민 + 아스피린
	메발론산 경로 (Mevalonate pathway)	스타틴
글루타민 (Glutamine)	인슐린 유사 성장 호르몬 (IGF-1)	메트포르민, 타목시펜
	라파마이신 수용체 (mTOR)	메트포르민, 베르베린
	글루타민 산화적 인산화 (Gln OXPHOS)	베르베린, 독시사이클린, 메트포르민, 니클로사미드
	거대 음(飮)세포 작용 (macropinocytosis)	클로로퀸
	뉴클레오사이드 재사용 (nucleoside Salvage)	디피리다몰
	글루타민 분해 (glutaminolsis)	EGCG, 라스베라트롤, 아스라라기나 제, BPTES(GLS1저해제)

제인 멕커낸드가 책에서 소개한 영국의 케어 온콜로지 클리닉 (careoncologyclinic.com)은 메트포르민, 아토르바스타틴, 항생제인 독시사이클린, 기생충 약인 메벤다졸, 이부프로펜 계열의 소염 진통제 등을 사용해서 대사 치료를 진행하고 있습니다.

이 밖에도 인데놀, 저용량 날트렉손, 시메티딘, 커큐민^{강황}, 우르솔산, 이미프라민, 아밀로이드 등이 대사 치료에 사용됩니다. 건강기능식품으로 국내나 해외 직구로 구할 수 있는 것부터 일반의약품, 전문의약품까지 다양합니다.

환자나 보호자가 임의로 이것저것 골라 먹는 것은 치료에 아무런 도움이 되지 않습니다. 예를 들어 전문의약품인 니파리나몰은 항혈전제인데 부작용으로 뇌출혈 등이 생길 수 있습니다. 항암 치료 중에 많은 보충제를 먹을 경우에는 간과 신장에 무리가 될 수 있습니다. 그러니 대사 치료를 해보기로 마음먹었다면 기능 의학 병원 또는 대사 치료를 하는 내과, 가정의학과 의사와 상담해서 무엇을 얼마나 먹을지를 정해야 합니다.[18]

특히 암의 종류마다 항진되는 대사가 조금씩 다릅니다. 예를 들어 전립선암은 지방산을 많이 사용하는데 이때 고지방식이인 케톤 식이를 하면 어떻게 될까요? 암세포가 발현하는 신호도 암마다 모두 다르겠죠. 그래서 자신의 암에 맞는 치료법(프로토콜)을 연구하고, 또 의사와 함께 상의해 조절해 가며 완성해 나가는 과정이 필요합니다. 지식이 바로 암을 이기는 힘입니다.

---

18) 대사 약물 처방이 가능한 병원 리스트는 암 대사 치료 카페, cafe.naver.com/greeny0a9e 에 소개돼 있습니다.

19) KBS 2020. 3. 28 〈시사기획 창〉 추적 보고-'개 구충제' 먹어도 되나요? 다큐멘터리를 참고해 보시기 바랍니다.
(https://news.kbs.co.kr/news/view.do?ncd=4412220)

한때 폐암 환우를 중심으로 유행했던 동물 구충제에 모든 것을 거는 것과 대사 치료는 아예 다른 이야기입니다.[19] 특별한 약 한 알이 모든 암을 고친다는 것은 신화와 같은 일이라고 생각합니다. 대사 치료는 한마디로 기존 수술, 항암, 방사선 치료를 다 하고 나서, 또는 함께하면서 암세포를 몸속에서 살기 어렵게 최대한 괴롭히는 일이 돼야 할 것입니다.

고농도 비타민 C 주사를 맞아볼까

저는 2차 항암 치료를 마치고 항암 치료의 부작용을 줄이기 위해 찾아간 기능 의학 병원에서 항암 주사와의 적당한 간격을 유지하면서 고농도 비타민 C 정맥 주사High-Dose Intravenous Vitamin C : HD IVC를 맞았습니다. HD IVC는 대사 치료 중에서 가장 중요하다고 생각합니다.

처음에는 대사 활동에 필수적인 G6PD 효소가 충분한지 먼저 검사를 받게 되는데 만약 G6PD 효소가 결핍되면 비타민 C가 적혈구를 용혈시킬 수 있다고 합니다. 저는 검사 결과 정상으로 나와 HD IVC를 시작했습니다.

그렇게 주 2회 HD IVC를 맞았습니다. 처음에는 30g으로 시작했는데 제 몸무게를 고려해 사실상 최대 용량인 100g까지 늘렸습니다. HD IVC 효과를 높여준다고 해서 티옥트산Thioctic Acid = 알파−리포익산 Alpha−lipoic Acid 주사도 병행하기도 했습니다.

저는 HD IVC를 맞고는 심한 갈증, 오한, 메스꺼움 등의 부작용이 있었지만 이는 혈중 비타민 C 농도가 높아지면서 생기는 반응으로 따뜻한 물이나 차, 무가당 이온 음료 등을 마시면 그 증상이 조금 줄어들었고 한두 시간이 지나자 증상이 사라졌습니다.

저는 완전관해를 받은 이후에는 HD IVC를 주 1회로 줄여 2년 이상 맞고 있습니다. 현재는 과유불급이라는 생각에 용량은 80g 정도만 맞고 있습니다.

HD IVC에 대해서는 여러 이론이 있지만 환자 입장에서 제가 내린 결론은 간단합니다. 여건이 된다면 맞아보는 것도 나쁘지 않다입니다. 물론 HD IVC가 항암 효과가 있다고 단언할 수는 없습니다. 하지만 아예 없다고도 말할 수 없습니다. 미국에서는 먹는 비타민 C의 항암 효과가 없다는 논문이 나왔지만 정맥 주사로 농도를 높였을 때 항암 효과가 있는지에 대한 임상 시험은 진행 중입니다.

1, 2, 3상의 임상 시험 결과가 없는 상황에서는 누구도 명확하게 그 효과를 말할 수는 없습니다. 다만 HD IVC는 항암 부작용

을 줄이고 삶의 질을 높일 수 있다는 정도의 효과는 인정되고 있다고 합니다. 특히 혈액암의 경우 혈구 세포들의 돌연변이를 비타민 C가 막아준다는 논문들이 최근 발표되고 있습니다.

고영일 서울대학교병원 혈액종양내과 교수도 2020년 7월 〈동아일보〉와의 인터뷰에서 "〈셀〉, 〈사이언스〉 등 세계적인 과학 저널에 실린 논문을 보면 요지는 고용량의 비타민 C를 투입하면 혈액암을 유발하는 돌연변이 백혈구의 기능이 정상으로 돌아간다는 것"이라며 "임상 시험까지 진행되지 않은 점은 아쉽지만 비타민 C의 부작용이 크지 않아 환자들에게도 섭취를 권하고 있다"[20]고 말했습니다.

만약 저에게 고농도 비타민 C 주사의 효과가 있었는지 물으신다면 저는 그 주사가 항암 부작용을 줄이고 몸을 회복하는 데 효과가 있었던 것으로 느껴졌습니다. 물론 과학적인 근거를 두고 말하는 것은 아닙니다. 저는 혈액암인 림프종 중에서도 재발률이 높다는 ABC형의 DLBCL이라는 아형을 갖고 있었습니다. 항암 치료를 마치고 완전관해 판정을 받은 뒤 HD IVC와 더불어 몸무게를 관리하면서 운동을 계속하고 있습니다. 그리고

---

20) https://www.donga.com/news/lt/article/all/20200704/101814754/1

재발 없이 잘 지내고 있습니다. 암은 항암제가 물리쳤다고 생각하고 있습니다. 그리고 HD IVC는 농구나 축구로 치면 어시스트 정도입니다.

항암 치료 이후의 관리에 HD IVC뿐만 아니라 비타민 C도 꾸준히 섭취하고 있는데 가루 형태의 비타민 C 3,000mg짜리를 하루에 3~4포 먹고 있습니다. 과량 섭취 시 설사를 일으킬 수 있다고 하며 결석 위험이 커질 수 있다는 논문도 있습니다. 또한 사람마다 비타민 C를 견디는 장의 용량은 다르다고 합니다.

만약 비타민 C 메가 도스, 즉 하루 12g 이상으로 비타민 C를 섭취하실 분들은 설사가 나오기 직전 용량을 자신의 장이 최대한 버틸 수 있는 용량, 즉 최대 장 관용량으로 여기고 그 직전까지의 적정 용량을 찾아 드시면 될 듯합니다.

고농도 비타민 C 주사
얼마나, 어떻게

비타민 C의 항암 효과를 연구하는 대표적인 곳은 미국의 리오단클리닉 riordanclinic.org 입니다. 리오단클리닉은 비타민 C Ascorbic Acid : AA가 암세포에 선택적으로 세포독성 효과를 갖게 되려면 20mM밀리몰, 즉 400mg/dL을 넘는 혈장 농도가 돼야 한다고 주장하고 있습니다. 먹는 비타민 C로는 이 정도로 농도를 올릴 수는 없고 주사로만 가능합니다.

비타민 C는 1mM(20mg/dL)의 농도부터 H_2O_2 과산화수소가 생성되기 시작하면서 세포에 산화 스트레스를 주기 시작합니다. 그래서 비타민 C의 농도가 높을수록 과산화수소가 많이 생기는데 10mM 이상이면 가능하다는 논문도 있지만 20mM이 넘으면 암세포에 심각한 타격을 줄 수 있을 정도가 된다고 합니다. 이 과산화수소를 처리하려면 카탈라아제라는 효소가 필요한데 정상 세포와는 달리 암세포는 이 효소가 부족해 과산화수소를 처리하지 못해 그대로 손상을 입게 됩니다.

비타민 C 혈중 농도를 이 정도로 높이기 위해서는 몸무게 1kg당 1.2~1.5g의 비타민 C가 필요합니다. 대략 몸무게 45kg까지는 50g 정도, 70kg까지는 75g 정도, 그 이상은 100g 정도를 맞는데 100g 이상 맞을 필요는 없다고 합니다. 물론 어느 정도의 양을 맞을 것인가는 의사 선생님이 정해주지만 대략 이 정도가 필요하겠다고 알고 있으면 됩니다.

맞는 속도도 중요합니다. 1분에 0.5~1g이 적당한데 이 속도를 계산하면 1시간에 30g에서 최대 60g을 맞는 셈이 됩니다. 빨리 맞게 되면 어지럽고, 갈증이 심해지고, 가슴이 답답해지는 등의 부작용이 커질 수 있으니 속도 역시 몸이 견딜 수 있는 수준으로 의사 선생님과 상의해 조절할 필요가 있습니다. 저도 처음에는 50g도 맞기 힘들었지만 자주 맞아 익숙해지니 100g을 맞을 때는 2시간 이내로 맞을 수 있었습니다.

비타민 C는 화학구조식이 포도당과 유사하기 때문에 주사를 맞은 뒤 혈당을 재면 혈당치가 높게 나올 수 있습니다. 이는 혈당이 올라간 것이 아니니 안심하셔도 됩니다.

비타민 C가 암세포에 스트레스를 주는 다른 기전도 있습니다. 비타민 C가 산화된 것을 DHA DeHydroAscoribic Acid 라고 부릅니다. 이 산화된 형태의 비타민 C는 포도당이 세포에 들어오는 통로(GLUT)를 통해 암세포로 들어갑니다. 이후 암세포 안으로 들어간 비타민 C는 다시 처음의 비타민 C(AA)로 환원되는 과정에서 활성산소종(ROS)이 많아지게 되는데 이를 처리하느라 힘을 다 쓴 암세포는 결국 에너지 ATP가 고갈돼 아포토시스, 즉 세포자살에 이르게 한다는 이론입니다. 결국 산화 여부와는 상관없이 비타민 C는 고용량을 주사 IV로 맞을 경우 암세포에 강력한 스트레스를 줄 수 있다는 말입니다.

이 방법은 항암 치료 중에는 주 2~3회, 항암 치료를 끝내고는 주 1~2회로 6개월에서 1년가량, 1년이 지난 후에는 주 1회 정도 용량을 조절하여 맞는 것이 기본적인 치료법입니다. 정확한 횟수와 용량은 몸의 상태를 고려하여 전문의와 상의해 정하면 됩니다.

이 치료는 방사선 치료와는 무관하게 받을 수 있고, 세포독성 항암제를 맞는다면 항암제를 맞는 당일은 제외한 앞뒤 날짜에 맞거나, 일주일에 이틀 연속 맞는 등 여러 가지 치료 계획이 가능합니다.

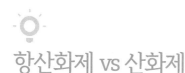

항산화제 vs 산화제

세포독성 항암제 치료를 받고 나니 항암제 차수가 누적될수록 몸이 망가지고 있음이 느껴졌습니다. 저는 2차 항암 치료 이후로 머리카락이 빠지기 시작했고 구역, 구토감도 점점 심해져 갔습니다. 기운도 없었고 위장관계는 물론 관절, 근육통까지 총체적 난국에 빠졌습니다. 항암제가 정상 세포까지 공격하다 보니 생긴 부작용들입니다.

항암제 부작용 증상을 가라앉히고자 집에서 가까운 병원 중 항암 치료의 부작용 대처를 해준다는 곳을 방문했습니다. 그곳에서 기능 의학적 접근을 처음 접했습니다.

우리는 정상 세포를 살리고 암세포는 억제해야 합니다. 이를 위해서는 약물, 주사 치료도 중요하지만 무엇보다 마음의 안정,

음식 등 영양, 운동까지 총체적이고도 전면적인 생활 습관의 변화가 필요함을 깨달았습니다.

이 과정에서 항산화제와 산화제의 조화로운 사용이 필요하다는 것을 배웠습니다. 암세포도 살아있는 세포다 보니 산화 스트레스에 약해 암세포 자체적으로 항산화 기능을 가집니다. 그래서 우리가 흔히 몸에 좋다고 먹는 항산화 비타민이 암세포를 오히려 건강(?)하게 만들 수도 있습니다. 암세포 내부에도 강력한 항산화제인 글루타싸이온Glutathione, GSH이 있는데 항산화물질이 암세포에 들어가면 이 GSH는 이를 강화해 암세포 사멸을 저해할 수 있다는 것입니다.

이 때문에 산화 스트레스를 극단적으로 높여 세포 사멸을 유도하는 세포독성 항암제를 투여할 때 항산화 비타민이나 주사를 맞게 되면 오히려 암세포를 도와주는 꼴이 되기 때문에 항암제가 몸에 머무는 하루나 이틀 정도는 항산화제 복용을 피해야 합니다. 고농도 비타민 C 주사 역시 산화제로서 역할을 하기 때문에 이때도 비타민 E, 글루타싸이온, 셀레늄 등 항산화제는 항암 주사를 맞는 당일에는 피해야 합니다.

하지만 항암 치료가 완전히 끝나거나 항암 주사를 맞는 날 전후가 아니라면 이제부터는 정상 세포를 건강하게 만드는 방법을 고민해야 할 때입니다. 염증, 혈당 등 여러 가지 이유로 정상 세포가 망가져 가고 있다면 이때에는 항산화제와 피토케미컬 Phytochemical, 즉 천연 추출물 등으로 정상 세포를 강하게 만들어 줘야 합니다.

이러한 이론을 바탕으로 기능 의학 선생님은 제게 평소에는 저용량 비타민 C 주사, 글루타싸이온, 티옥트산 Thioctic Acid = 알파-리포익산 Alpha-lipoic Acid, 비타민 B_{12}, 아르기닌, 메싸이오닌 주사 등을 처방했고 항암 치료에 지친 몸의 회복을 도왔습니다. 정상 세포의 면역력을 회복시키는 것도 암세포에 대항하는 주요한 전략입니다.

항산화제나 일부 영양제가 암세포를 오히려 돕는 것이 아니냐는 의문도 있지만 항상 모든 약과 보충제에는 양가兩價의 성질이 있습니다. 제가 맞은 표적항암제 리툭시맙은 암으로 변한 B세포를 죽이지만 정상적인 B세포 또한 죽입니다. 모든 B세포를 죽이고 난 뒤 다시금 골수 기능이 회복하면 정상 B세포가 생성되길 바라는 원리입니다. 산화 기전도 세포 자멸을 유도해 정상 세포가 암화하는 것을 막을 수도 있고, 반대로 지나친 산화 스트레스로 오히려 암을 발병시킬 수도 있습니다.

항산화제도 적당히 사용하면 건강한 세포의 산화 스트레스를 중화시키지만 항암 치료 중에 잘못 먹게 되면 암세포가 오히려 산화 스트레스를 이겨내는 데 도움을 줄 수도 있습니다. 이것이 바로 약의 양면성입니다. 예를 들어 글루타싸이온의 재료가 되는 항산화물질 NAC^{N-Acetyl cysteine}의 경우 2017년 영국 셀포드 대 연구에 의하면 유방암에서 암의 증식과 관련된 Ki 67 단백질과 바이오 마크 MCT 4를 낮추는 것으로 나타났지만, 2014년 연구[21]에서는 NAC과 또 다른 항산화제 비타민 E가 쥐 실험에서 폐암세포를 오히려 증가시켰습니다.

그래서 약을 사용하려면 섬세한 전략이 중요합니다. 저는 항암 치료하는 전날과 당일, 다음 날은 철저하게 항산화 치료를 멈추고 산화제 작용을 돕는 데 주력했습니다. 고농도 비타민 C 주사는 산화제로서 작용하는데 미국의 리오단 클리닉의 연구 결과에 의하면 항산화제인 티옥트산은 고농도 비타민 C 주사의 효과를 증폭시켜주는 것으로 나타났습니다.

티옥트산 전문의약품 중 리포토신은 다른 제품보다 함량이 높은 1바이알에 티옥트산 300mg/12mL이 들어가 있어 고농도 비타민 C 주사를 맞기 전에 추천되고 있습니다. 경구의 경우

---

21) 〈Antioxidants accelerate lung cancer progression in mice〉 Volkan I Sayin 등 2014. 1. 29(https://pubmed.ncbi.nlm.nih.gov/24477002/)

600mg짜리 1알을 추천하고 있습니다. 티옥트산을 항산화제로 사용할 때는 신델라주 등 1바이알에 25mg 용량으로도 충분합니다.

일부 요양병원이나 암 부작용 대처 병원의 고압 산소 치료도 고농도 비타민 C 주사를 맞을 때 과산화수소 생성을 도울 수 있다는 점에서 함께해 볼 만합니다. 방사선 치료도 산화 전략에 해당하는데 방사선 치료와 고압 산소 치료, 고농도 비타민 C 치료의 궁합이 좋은 이유입니다.

정상 세포와 암세포, 항산화제와 산화제, 이 문제들을 자신의 동네 병원 주치의와 정밀하게 따져 치료 전략, 면역 회복 전략, 대사 치료 전략 등을 세워야 합니다. 일방적으로 누구에게는 좋고 일방적으로 누구에게는 나쁜 것은 암 치료 과정에서 존재하지 않습니다.

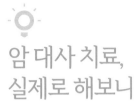

암 대사 치료,
실제로 해보니

저는 암 대사 치료라는 말도 들어보지 못한 상태에서 대사 치료를 시작했습니다. 지금도 암 재발을 막기 위해 여러 가지 보충제와 약물, 그리고 고농도 비타민 C를 정기적으로 맞고 있습니다.

저는 치료 목표를 건강한 몸의 회복으로 잡았습니다. 다행히도 가정의학과 전문의인 친구의 병원이 집과 매우 가까워 상담을 통해 모든 치료와 검사를 받고 있습니다. 일단 매달 한 번씩 혈액검사를 하는데 기본적인 혈구 검사부터 간 기능검사, 신장 기능 검사에 혈당, LDL 수치, 그리고 CRP 등의 염증 수치 등을 확인합니다.

또한 저혈당 쇼크가 오지 않는 수준으로 공복, 식후 혈당을 최대한 낮추려 노력하고 있습니다. 그래서 혈당 지수인 GI가 낮은 잡곡밥, 통밀빵, 생과일, 생채소 등을 먹습니다. 식사 후에는 30분 정도 걸어 식후 혈당 피크를 낮춰줍니다. 매일 메트포르민 500mg을 하루 두 번 먹고 있습니다. 메트포르민은 앞서 제인 멕러낸드의 메트로맵에서 소개한 포도당 대사 등 여러 경로를 차단하는 핵심 약물로 COC프로토콜에도 들어있습니다. 메트포르민은 저혈당을 유발하지 않는 당뇨약입니다.

저는 항암 치료 전에 고지혈증이 있었기 때문에 스타틴을 복용했는데 의사와 상의한 뒤 피타바스타틴으로 약을 바꿨습니다. 당뇨를 유발할 수도 있는 스타틴과 비교해 피타바스타틴은 그러할 가능성이 스타틴계열 약물 중에서도 가장 낮은 데다 다른 대사 약물과 상호 충돌 가능성도 가장 낮다고 알려져 있기 때문입니다.

통상 대사 치료에 사용되는 스타틴은 친유성, 즉 기름에 잘 녹는 성질을 가지며 스타틴에는 아토르바스타틴, 심바스타틴, 로바스타틴 등의 약이 있습니다. 또한 이러한 친유성 스타틴에는 친수성 스타틴에는 없는 세포자살 유도 기능이 있습니다. 그래서 친유성 스타틴이 암 대사 치료에 주로 사용됩니다.

다음은 제가 사용하는 보충제입니다. 저는 베르베린과 녹차

EGCG, 커큐민, 오메가3, 가루 비타민 C 3,000mg, 글루코사민, 하이드록시시트레이트, 췌장효소, 저용량 날트렉손, 저용량 아스피린, 우르솔산 등을 몸에 무리가 되지 않는 선에서 5일 동안 먹고 2일은 쉬어주는 주기로 복용하고 있습니다. 그리고 일주일에 한 번 고농도 비타민 C 주사 50~80g을 그닐그닐 몸 상태에 따라 조절해 가면서 맞고 있습니다. 항산화제인 티옥트산이나 글루타티온 주사도 때에 따라 병행하고 있습니다.

저는 완전관해 상태이기 때문에 구하기 힘든 메벤다졸과 같은 기생충 약이나 저에게는 부작용 위험이 큰 디피리다몰은 먹지 않고 있습니다. 한때 암세포의 산소 농도를 높인다는 디클로로아세트산 나트륨인 DCA Sodium Dichloroacetate도 해외 직구를 통해 먹어봤지만 지금은 먹지 않고 있습니다. 암세포의 당분 흡수를 방해한다는 2DG 2-Deoxy Glucose는 국내에서 팔지도 않고 직구하려고 해도 너무 고가인 탓에 구하려는 시도도 하지 않았습니다.

항암 치료의 충격으로 일상적인 스트레스에는 내성이 생겼는지 정신은 매우 건강하게 유지하고 있습니다. 하루하루가 행복합니다. 건강한 것, 숨 쉬는 것 자체만으로도 매일매일 행복합니다.

암 환자라면 비타민 D 50ng/ml 이상을 목표로

항암 치료를 받으며 처음으로 관심을 가졌던 비타민이 비타민 D입니다. 비타민 D 혈중 농도를 혈액검사를 통해 측정하자 수치가 12ng/ml 정도로 나왔습니다. 20ng/ml 이하면 결핍입니다.

현대인들은 햇볕을 자주 보지 않고 자외선 차단제를 많이 바르기 때문에 비타민 D 결핍이 많은 편이라고 합니다. 문제는 암 환자의 경우 암의 치료와 재발 방지 등을 위해 비타민 D가 매우 중요하다는 점입니다.

미국 사우스다코타 주립대학은 2019년 6월 비타민 D가 항암제에 저항하는 암세포의 메커니즘을 차단할 수 있다는 연구 결과를 발표했습니다. 미국 샌디에이고 캘리포니아대학 의대는

2018년 6월 혈중 비타민 D 수치가 60ng/ml 이상이면 20ng/ml 이하인 경우보다 유방암 발생률이 5분의 1로 낮았다고 합니다. 국내에서도 원자력병원 연구팀이 2014년 발표한 연구를 보면 폐암을 진단받은 135명을 조사했더니 비타민 D 농도가 낮은 환자들에게서 돌연변이가 2배 이상 많이 나타나기도 했습니다.

요즘 여보이나 키트루다 등 면역항암제를 쓰는 경우가 많은데 다나파버 암센터 연구소가 2020년 2월 발표한 자료를 보면 암 환자에게 비타민 D를 보충했더니 면역항암제 이상반응 가운데 하나인 대장염 발생 위험이 60% 줄었다고 합니다. 이렇듯 여러 자료를 찾아보면 비타민 D를 항암 비타민이라 부를 수 있을 정도로 관련 연구가 무척이나 많습니다.

비타민 D의 정상 범위는 20~100ng/ml이며, 저와 같은 암 환자는 50ng/ml 이상을 유지하도록 동네 주치의를 통해 권고받았습니다. 만약 비타민 D 수치가 20ng/ml 이하의 결핍 수준이라면 매일 2,000~5,000IU 용량의 보충제를 먹으면 1달에서 2달 사이에 결핍을 넘는 수준까지 수치가 올라간다고 합니다. 주의할 점은 비타민 D는 체내에 쌓이는 부작용 때문에 일일 최대 10,000IU를 넘는 용량을 섭취하지 않도록 권고하고 있습니다.

암 환자의 경우는 빠르게 혈중 비타민 D 농도를 올릴 필요가 있어 저는 동네 주치의와 상의하여 비타민 D를 주사로 맞기로 했습니다. 비타민 D 주사 1회로 300,000 IU의 비타민 D를 얻을 수 있습니다.

일반적으로 비타민 D는 3개월마다 한 번씩 맞게 되어 있지만 당시 저는 비타민 D 결핍 상태였기에 수치를 50ng/ml 이상으로 빨리 올리기 위해 한 달 간격으로 주기를 좁혔습니다. 그리고 매달 혈액검사를 통해 비타민 D 수치가 얼마나 올라갔는지를 점검했습니다. 첫 주사를 맞고 한 달 뒤 검사에서 비타민 D 수치는 20ng/ml을 조금 넘겨 정상 수치에 올랐습니다.

하지만 목표치인 50ng/ml에는 많이 부족해 세 달 연속해서 맞으니 수치가 60ng/ml 정도로 올랐습니다. 이는 사람마다 다르기 때문에 주사를 맞은 뒤 매달 그 수치를 측정해 보는 것이 좋습니다. 이후로는 5,000IU 정도 용량의 알약 보충제를 먹으며 50ng/ml 이상의 비타민 D 수치를 유지하고 있습니다. 처음에 비타민 D 주사로 빠르게 농도를 올리고 난 뒤 보충제를 복용해 유지하는 전략을 쓴 것입니다.

이때에도 무엇이든 지나치면 독이 될 수 있음은 항상 명심해야 합니다. 이는 지용성 비타민 A, D, E, K 모두에 적용되는 말입니다. 지용성 비타민은 수용성인 비타민 B, C와는 달리 체내에 쌓이게 됩니다. 그렇기 때문에 비타민 D도 수치가 100ng/ml 이상은 오르지 않도록 정기적으로 혈액검사를 통해 확인하시길 바랍니다.

비타민 D가 과잉, 특히 수치가 150ng/ml 이상이면 그 부작용으로 메스꺼움, 구토 등을 일으킬 수 있습니다. 또한 비타민 D 수치가 올라가면 칼슘 수치도 함께 올라갈 수 있습니다. 그렇게 되면 복통, 변비, 구토, 결석, 고혈압까지도 유발할 수 있다고 합니다. 따라서 비타민 D를 보충하기 위해서는 주사로 할지, 보충제로 할지, 만약 보충제로 하기로 결정했다면 용량은 얼마로 할지 등이 환자의 상태에 따라 다르므로 동네 주치의와 꼭 상의한 뒤 결정하기 바랍니다.

생활 습관도 중요합니다. 햇볕을 받으며 20~30분 이상 걸으면 비타민 D 수치를 올리는 데 가장 효과적입니다. 연어, 고등어, 청어, 참치, 버섯, 달걀노른자, 비타민 D 강화우유 등에도 비타민 D가 많이 포함되어 있습니다. 사실 햇볕을 받고 비타민 D가 풍부한 음식을 먹는 것이 정답이긴 한데 실천하기는 쉽지 않군요.

대사항암제의
현재와 미래

이미 제도권에 들어와 있는 대사항암제도 물론 있습니다. 1세대 세포독성 항암제, 2세대 표적항암제, 3세대 면역항암제에 이어 4세대 대사항암제도 개발에 속도를 올리고 있습니다.

저는 항암 치료를 받는 동안 뇌척수 전이를 막기 위해 예방적 항암으로 척수에 메토트렉세이트Methotrexate : MTX라는 항암제를 6번 주입했습니다. 이 MTX는 림프종뿐만 아니라 백혈병, 육종(연부육종, 골육종), 유방암, 폐암, 두경부암, 방광암 등의 치료에도 널리 쓰이고 있습니다.

MTX는 엽산의 대사를 방해해 암세포의 복제를 막습니다. 서울대학교암병원 홈페이지 약물정보[22)]에 나와있는 MTX에 대한 정보는 다음과 같습니다.

항대사성 약물에 속하는 항암제로 암세포가 자라는 데 필요한 정상 세포 내 영양분과 비슷하나 암세포가 이 약을 받아들였을 때 암세포의 성장을 방해하는 작용을 합니다.

암세포가 MTX를 영양 성분이라고 착각해 받아들였다가 그로 인해 암세포가 사멸 작용을 일으키는 기전은 비타민 C가 포도당 이동 채널인 GLUT1을 통해 암세포에 들어가 산화 스트레스를 일으키는 모습과 닮았습니다.

엘-아스파라기나제 L-asparaginase 성분의 로이나제도 항대사 항암제입니다. 서울대학교암병원 홈페이지 약물정보[23]를 보면 다음과 같습니다.

이 약은 효소로 분류되는 항암제입니다. 모든 세포는 생존을 위해서는 아스파라진이라는 물질이 필요하며, 정상 세포는 자기 스스로 이 물질을 만들 수 있는 반면 암세포는 그럴 수 없습니다. 이 약물은 신체 내 아스파라진을 분해시켜 항종양 작용을 나타냅니다.

22) http://cancer.snuh.org/info/medi/view.do?seq_no=13
23) http://cancer.snuh.org/info/medi/view.do?seq_no=32
24) http://cancer.snuh.org/info/medi/view.do?seq_no=51

쉽게 말해 로이나제는 세포의 필수 영양소인 아스파라진을 분해해 버려 암세포를 굶겨 죽인다는 얘깁니다.

대장암과 유방암, 난소암, 자궁암, 식도암, 폐암 등에 많이 쓰는 5-FU 플루오로우라실 Fluorouracil도 암세포의 대사를 막는 약입니다. 역시 서울대학교병원암병원 홈페이지 약물정보[24]를 보겠습니다.

이 약은 항대사성 약물에 속하는 항암제로 암세포가 자라는 데 필요한 정상 세포 내 영양분과 비슷하나 암세포가 이 약을 받아들였을 때 암세포의 성장을 방해하는 작용을 합니다.

차세대 대사항암제 개발도 속도를 내고 있습니다. 뉴지랩이라는 한국 회사는 3BP 3-Bromopyruvate라는 물질에 주목하고 있습니다. 이는 젖산 유사체로 이 물질이 암세포 내부로 들어가게 되면 암세포의 에너지원인 ATP를 만드는 대사를 차단해 암세포의 사멸을 유도합니다. 이 약은 KAT이라는 이름으로 한국과 미국에서 간암 환자를 대상으로 한 임상 시험 1상과 2a상 임상 시험을 시행하는 것을 계획하고 있습니다.

또 다른 회사인 하임바이오는 대사항암제 스타베닙을 개발하고 있습니다. 스타베닙은 메트포르민과 유사한 펜포르민과 고시폴Gossypol을 함께 사용합니다. 암세포 에너지 생성에 관여하는 알데히드탈수소효소ALDH 등을 억제해 교모세포종 뇌종양의 증식과 침윤을 줄이는 것으로 알려져 현재 임상 시험이 진행 중입니다.

가천대 길병원의 백정흠 교수팀이 개발하고 있는 OMT-110은 당분을 많이 섭취하는 암세포의 특성을 공격하는 대사항암 후보 물질입니다. 암세포의 대사를 일반 세포와 동일하게 바꿔서 암세포 사멸을 유도한다고 합니다. 이 역시 임상 2a상에 돌입했습니다.

암 생존자의 식사법
– 무엇을, 어떻게, 왜

대사 약과 보충제만으로는 암과의 장기전에 대비할 수 없습니다. 무엇보다 생활 습관을 바꿔야 하는데 이때 가장 중요한 것이 음식입니다. 무엇을 먹느냐도 중요하고 어떻게 먹느냐도 중요합니다.

저는 항암 치료를 마치고 완전관해된, 이른바 암 생존자가 된 이후로는 '어떻게' 먹어야 하느냐는 질문에 간헐적 단식법을 시도해 보고 있습니다. 저는 '12+12-2' 식사법[25]을 추천합니다. 닥터까막눈이라는 이름으로 유튜브를 하고 있는 참사랑연합의원의 최진석 원장의 추천 도서 《먹는 단식 FMD : 아프지 않고

---

25) 《기능의학 건강관리 20주제》 최진석 저, 설교자하우스, p.60

오래 사는 식사 혁명(정양수 지음)》을 바탕으로 하여 실천하고 있는 식사법입니다. 물론 수술이나 항암, 방사선 치료를 모두 마치고 일반식으로 돌아왔을 때 시작한 방법입니다.

이 12+12-2 식사법은 12시간을 먹고 12시간을 단식하는 방법으로 최진석 원장은 저녁을 6시에 먹으면 아침은 12시간 후인 7시에 먹는다고 합니다. 일주일 중 수요일과 토요일은 아침 단식을 하는데 -2는 그 뜻입니다. 그렇게 맞추면 20시간 동안 단식하게 됩니다. 최진석 원장은 소식을 기본으로 하여 12시간 공복 유지, 비타민 C 녹인 물을 수시로 마시고, 식후 15분 정도는 운동, 좋은 음식을 가려먹기를 실천하고 있다고 합니다.

간헐적 단식은 세포가 단백질 구조가 변형되는 등의 이상이 생기면 파괴하는 메커니즘인 자가포식 Autophagy을 활성화합니다. 자가포식은 '스스로 auto'를 '먹는다 phagy'는 말로 쉽게 말해 몸속 청소기가 가동되고 있다는 뜻입니다. 자가포식을 설명한 책에서는 "자가포식은 결함이 있는 부분을 제거하고, 건강한 대사를 촉진하며, 암의 성장을 막습니다… (중략) …자가포식이 작동하려면 대사에서 낮은 인슐린과 낮은 엠토르 mTOR, 높은 AMPK 수치가 필요"[26]하다고 말합니다. 엠토르 단백질과 AMPK Activated Protein Kinase는 에너지 센서 또는 스위치로 생각하면 이해가 빠를 겁니다.

간헐적 단식에 더해 올리브유 등의 몸에 좋은 지방을 적당히 먹고, 중간 정도의 단백질 섭취를 하며, 빵이나 라면 등의 정제 곡류와 당, 시럽을 넣은 음료를 제한하는 것도 자가포식 스위치를 켜는 데 중요합니다.

사실 무엇이 몸에 좋은지는 우리는 이미 잘 알고 있습니다. 모든 사람이 생각하는 상식 수준의 건강식을 적당히 골고루 먹는 것보다 나은 방법이 있을 리 없습니다. 다만 암 생존자로서 조금이나마 더 좋은 것을 찾는 것은 어찌 보면 당연한 심리일 것입니다.

자가포식에 도움이 되는 약과 보충제[27]로는 아스피린, 비타민 D, 오메가3, 글루코사민, 아슈와간다, 강황, 생강, 인돌-3-카르비놀, 멜라토닌, 비타민 B_3, 케르세틴, 레스베라트롤, 메트포르민, 라파마이신 등이 있는데 대부분은 앞서 제인 멕러낸드가 제안한 대사 치료 약물과 겹칩니다. 이것을 식사에 더할지는 역시 동네 주치의와 상의해 결정하는 것이 좋습니다.

---

26) 《자가포식 : 기적의 건강 스위치》 제임스 클레멘트·크리스틴 로버그 저, 이문영 역. 라이팅 하우스, p.43. p.128
27) 《자가포식 : 기적의 건강 스위치》 제임스 클레멘트·크리스틴 로버그 저, 이문영 역. 라이팅 하우스, p.240

하버드대학교를 졸업하고 피츠버그대학교 의대에서 의학박사 학위를 받은 윌리엄 리_{Wiliam. W. Li} 박사는 《먹어서 병을 이기는 법》이라는 책과 〈암을 굶기는 식사가 가능한가(Can we eat to starve cancer?)〉라는 제목의 TED 강연으로도 유명합니다. 한국어로 번역된 책 225페이지의 소제목이 '암 줄기세포를 죽이는 음식'입니다.

리 박사는 이 책에서 "녹차의 EGCG가 대장암 줄기세포 증식을 50%까지 줄일 수 있음"을 확인했고, "말차(가루녹차)가 유방암 줄기세포의 대사 경로를 막아서 암 줄기세포가 에너지를 공급받지 못해 사멸하도록 만든 사실을 확인했다"라고 적었습니다.

이 밖에 암세포를 죽이는 식품으로는 사과와 살구, 블랙베리, 케이퍼, 당근, 셀러리, 밤, 커피, 크랜베리, 다크초콜릿, 포도, 엑스트라 버진 올리브유, 오레가노, 자두, 석류, 자색감자, 고추 등을 들었습니다. 음식으로도 암 줄기세포를 없앨 수 있음을 주장한 것입니다.

책을 읽다 보면 아직 세포 수준의 실험으로 인체 실험을 거치지 않은 연구도 있어 한계도 분명해 보이지만 항암 식품에 관한 연구는 계속되고 있음을 알 수 있습니다. 위에 언급한 음식들은 약이 아니기에 부작용이 없고, 장기적으로 꾸준히 먹을 경우 분명 우리에게 긍정적인 영향을 전할 것으로 기대할 수 있습니다.

일반적인 암 환자의 식사 가이드로 다음의 두 책을 추천합니다. 하나는《암환자, 이렇게 먹어라》로 가톨릭대학교 서울성모병원 의료진이 중심이 되어 쓴 책입니다. 또 하나는《최고의 암 식사 가이드》로 세브란스병원 연세암병원 의료진이 중심이 돼 쓴 책입니다.

이 책들에는 위암, 대장암 등 암 종류에 따른 다양한 식단이 제시돼 있습니다. 예를 들어 위암 수술 후에는 물(1일) → 미음 (1~2일) → 죽(2~3일) → 퇴원 → 죽(2~4주) → 진밥[28] 이런 식입니다. 저는 다음의 글이 특히 눈에 들어왔습니다.

> "영양이 충분하면 암세포를 키우지 않을까 하는 걱정으로 식사를 줄이거나 극단적인 채식을 선택할 경우 영양 상태의 균형이 깨질 뿐 암 환자의 치료에는 도움이 되지 않습니다… (중략) …충분한 영양소를 섭취하면 암을 자라게 하는 효과보다 영양 결핍으로 인해서 환자에게 발생할 수 있는 치료 중의 부작용을 막을 수 있습니다… (중략) …'충분하게' 먹는다는 것은 '지나치게' 먹는다는 의미와는 엄연히 다릅니다."[29]

28) 《암환자, 이렇게 먹어라》 홍영선 외 저, 북하우스엔, p.58

2010년 국립암센터의 조사 결과를 보면 암 환자 10명 중 7명이 영양 불량 상태라고 합니다. 암세포를 굶겨야지 우리가 굶으면 안 됩니다. 이 명제는 영양 치료, 대사 치료라는 것이 나아가야 할 방향인 것입니다.

저는 산헐적 식사 후에 동네 주치의와 협의한 대사 치료 보충제와 약물들을 먹으면서 낮은 혈당과 혈중 지질 수치를 유지하는 방향으로 암 재발 방지를 위해 노력하고 있습니다.

29) 《암환자, 이렇게 먹어라》 홍영선 외 저, 북하우스엔, p.23

원인부터 살펴보는
기능 의학 검사와 활용법

저는 항암 치료를 마치고 난 뒤 내 몸을 다시 들여다보기 시작했습니다. 림프종의 특성상 그 발병 원인이 명확하게 밝혀지지 않았다고는 하지만 원인 없는 결과는 없기에 잃어버린 균형을 되찾아보고 싶었습니다. 항암 치료를 받는 병원에서는 항암 치료 후유증 외에 다른 문제는 발견되지 않았습니다. 그래서 친구가 원장으로 있는 가정의학과 병원에서 기능 의학 검사를 여러 가지 받아보았습니다.

기능 의학 검사에는 모발 중금속 검사, 소변 유기산 대사 균형 검사, 혈액 급성 알레르기 검사MAST, 지연성 음식물 알레르기 검사IgG4, 유전자 암 검사, 혈액 MDSMylsdr Doctor System 검사, 성장·성·갑상선·부신피질 등의 호르몬 검사, 최종 당화 산물 검사Advanced Glycation End products : AGEs, 장내 세균 검사, 활성 산소 검사TAS/TOS, 글루텐 민감 검사, 장 누수 검사, NK 세포 활성도 검사 등이 있습니다.

저는 모발 중금속 검사에서 수은이나 납, 카드뮴, 알루미늄, 비소, 탈륨 등의 중독은 없었습니다. 만약 납 중독이 있다면 EDTA 킬레이션 치료를 받아볼 수 있습니다. 다른 중금속은 비타민 B, C, 엽산, 셀레늄, 티옥트산알파-리포익산 등을 이용한 항산화 치료와 변형 감귤 펙틴Modified Citrus Pectin : MCP, 알긴산, 항산화제인 동시에 해독 역할을 하는 아세틸시스테인NAC 등 보충제를 통해 해독 치료를 해볼 수 있습니다.

항암 치료 후 저는 다른 2차 암 발병 위험이 4배 이상 높아졌기 때문에 유전자 암 검사를 통해 다른 암 발병 가능성을 예측해 보고 향후 건강검진에서 더욱 주의 깊게 살펴볼 근거를 찾게 됐습니다.

호르몬 검사에서 부신피질 호르몬 수치가 낮게 나와 결국 진료의뢰서를 받아 항암 치료를 받은 가톨릭대학교 서울성모병원 내분비내과를 찾아가 추가 정밀 검사를 받았습니다. 그 결과 부신 부전 진단이 내려졌으나 약 처방을 받고 1년여 만에 부신 기능이 제자리를 찾았습니다. 동네 병원에서 꾸준히 여러 검사를 받았기 때문에 발견할 수 있었습니다.

　NK 세포 활성도 검사를 받아봤습니다. 정상 기준 수치는 500pg/ml 이상인데 2019년 3월 방사선 치료까지 마치고 넉 달 뒤 7월 검사 때는 수치가 40pg/ml이 나왔습니다. 정상에 아주 못 미치는 수치였죠. 그래서 2021년 3월에 다시 검사를 했는데 그때는 수치가 986pg/ml이 나와 20배 이상 올랐습니다. 그동안 면역력 회복을 위해 노력해 왔던 것들이 이런 효과를 가져왔다고 생각합니다.

　그렇다고 해서 모든 기능 의학 검사를 받을 필요는 없습니다. 대부분이 비보험이라 비용 부담도 상당합니다. 그래서 본인의 증상에 따라 의사와 상의해 꼭 필요한 검사만 선별적으로 받은 뒤 이에 맞게 대처하는 지혜가 필요합니다. 저도 필요한 몇 가지 검사만 받았는데 그것으로도 충분했고 지금도 좋은 건강 상태를 유지하고 있습니다.

후성유전학과 암,
그리고 시간 되돌리기

유전자도 환경의 영향을 받습니다. 유전자 구조까지 변하지는 않아도 유전자의 발현은 환경에 따라 달라질 수 있습니다. 서로 떨어져 자란 일란성 쌍둥이의 차이를 생각해 보면 이해가 쉽습니다. 이것을 후성後成유전학Epigenetic이라고 합니다. DNA 서열은 그대로인데 장기적으로 DNA에 변화를 일으키는 현상을 말합니다. 즉, 유전자가 발현하는 스위치를 켜느냐 마느냐는 환경 요인에 좌우된다는 뜻입니다.

후성적 발현을 일으키는 스위치가 몇 있는데 그 대표적인 것이 DNA 메틸화입니다. 정상 세포는 많은 메틸기-CH3가 붙어갑니다. 그런데 암세포는 이 메틸기가 부족합니다. 이를 메틸화가 감소됐다고도 표현하고 탈메틸화가 진행돼 있다고도 말합니다.

정상 세포만큼의 메틸기가 부족하니 DNA 구조가 불안해져 결국 암이 발생하게 되는 것입니다. 이런 과정을 통해 탈메틸화가 진행된 암세포는 마구잡이로 증식합니다.[30]

리처드 C. 프랜시스 박사는 《쉽게 쓴 후성유전학》 책에서 암세포의 탈메틸화라는 후성유전적변이는 돌연변이와는 달리 되돌릴 수 있다는 점에서 좋은 소식이라고 밝혔습니다. "후성유전학적 의학의 목표는 주로 병리적인 후성유전적 사건을 되돌릴 방법을 찾는 것이다"라고 했습니다. "암이 발생하는 까닭은 정상적인 세포 간의 상호작용이 망가졌기 때문이다. 세포 간 상호작용이 망가지면 세포들의 내부 환경이 바뀌고, 그래서 과소 메틸화를 비롯한 후성유전적 변화들이 벌어진다. 이 관점에서 발암물질이란 조직 내부의 정상적인 세포 간 상호작용을 망가뜨림으로써 암을 유발하는 물질이다"라고 설명하고 있습니다.

암 환자라면 DNA 메틸화를 높이는 쪽으로 노력해야 합니다. 김경철 박사는 《유전체, 다가온 미래 의학》 책에서 "DNA 메틸화는 운동에 의해서 개선되기도 하고, 흡연이나 스트레스에 의해 악화되기도 하는데 그중 가장 핵심이 음식과 영양이다"라고 강조했습니다. 특히 "엽산을 비롯한 베타인, 콜린, 비타민 B군이

---

30) 《쉽게 쓴 후성유전학》 리처드 C. 프랜시스 저, 시공사, p.8~9

DNA에 메틸기를 전달하는 핵심 영양제"이며 DNA 메틸화를 가역적으로 개선시키는 대표적인 것으로 제니스테인^{Genestein}, 강황, 녹차, 레스베라트롤 등이 연구되고 있다고 밝혔습니다.[31]

특히 "메틸 관련 영양소의 결핍이 있으면 체내 호모시스테인이 증가하게 되어 암과 치매, 심혈관질환을 일으키는 요인이 된다"라고 강조했습니다. 여기서 호모시스테인이 등장합니다.

호모시스테인은 메티오닌이 시스테인으로 대사되는 과정에서 생기는 중간 대사물입니다. 호모시스테인은 과다할 경우 산화제 역할을 하면서 지질의 과산화 반응을 일으키고 동맥 내피세포에 독성을 유발합니다.[32] 혈관 등에 좋지 않은 영향을 줄 수 있다는 말입니다.

호모시스테인 과다는 비타민 B_6, B_9, B_{12}, 즉 엽산과 피리독신, 코발라민으로 낮출 수 있습니다. 기능 의학 병원에서 혈액검사 때 추가해 달라고 하면 본인의 수치를 확인할 수 있습니다.

검사 전 10~12시간의 금식이 필요합니다. 호모시스테인 정상 수치는 5~15umol/L인데 혈관 질환 등이 있다면 7umol/L 이하, 일반인은 9umol/L 이하로 낮출 것을 권고한다고 합니다.[33]

---

31) 《유전체, 다가온 미래 의학》 김경철 저, 메디게이트뉴스, p.184~186
32) 블로그 〈인터니스트〉(https://m.blog.naver.com/i-doctor/221882656468)
33) 《이기는 몸》 이동환 저, 쌤앤파커스

암 카페
똑똑하게 이용하는 방법

저 역시 다른 암 환우와 마찬가지로 암에 걸리자마자 가장 먼저 한 일이 인터넷 검색이었습니다. 그러면 병원 홈페이지보다는 대부분의 정보가 암 카페에 게시된 글로 연결됐습니다. 모든 암 환자가 모이는 카페도 있었지만 암 종류별로 특화된 카페도 많았습니다. 림프종은 다음DAUM의 림사랑(cafe.daum.net/lovenhl)이 대표적인 카페인데 저도 그 카페에서 활동하고 있습니다.

대표적인 암 카페로는 회원 수 14만 8천여 명인 아름다운동행(cafe.naver.com/livehope)과 회원 수 5만 6천여 명의 암정모(cafe.naver.com/cancer7575)가 있습니다. 암 종류별로는 폐암은 숨사랑(cafe.naver.com/lung), 유방암은 유방암이야기(cafe.naver.com/uvacenter), 간암은 우리간사랑(cafe.naver.com/vetaserver), 백혈병은

한국백혈병환우회(cafe.naver.com/leukemia) 등이 있습니다.

　암 카페를 똑똑하게 이용하는 가장 첫 번째 방법은 카페 검색 기능을 이용해 묻고 싶은 내용을 먼저 찾아보는 것입니다. 카페에는 기본적인 치료법, 부작용, 병원 이용 방법 등 많은 질문과 답변이 이미 올라와 있습니다. 암 조보는 마음이 급해서 이것저것 먼저 묻고 싶을 수 있습니다. 그러나 대부분의 환자와 보호자가 이미 그 과정을 지나갔습니다. 그런 결과가 누적해서 카페에는 다양한 지식이 쌓여있습니다. 그래서 무작정 물어보는 것보다는 먼저 카페 글을 검색하려는 노력이 필요합니다. 그래도 의문이 해결되지 않을 때, 그때 질문을 하는 것이 한 걸음 더 들어가는 답변을 얻는 방법입니다.

　카페에 가면 세밀하게 카테고리가 분류돼 있습니다. 궁금한 카테고리를 먼저 클릭해서 필요한 정보를 찾아보는 것도 빠르게 정보를 얻는 방법입니다. 예를 들어 아름다운동행 카페에 가면 '검사 결과 기록지 해석'이라는 카테고리가 있습니다. 조직검사나 CT 검사지를 보면 대부분 생소한 영어와 약자로 표기되어 있습니다. 구글 번역이나 파파고 번역을 이용해도 내용을 파악하기 어려운 경우가 많습니다. 이럴 때 스마트폰으로 검사지를 스캔하거나 사진을 찍어 올리면 재야 고수들이 해당 검사지 내용을 분석해 줍니다. 제가 경험해 본 결과 대부분 정확한 번역 결과가 올라왔습니다. 참고로 이용하면 좋을 듯합니다.

암 카페에 글을 쓰고 이야기를 나누다 보면 심리적인 위안을 얻을 수 있다는 것도 큰 장점입니다. 암에 처음 걸렸을 때는 누구나 당황할 수밖에 없는데 암 카페에 가면 아픈 사람이 혼자만이 아님을 바로 알 수 있습니다. 그리고 세상은 생각보다 따뜻한 곳임을 느낄 수 있습니다. 그곳에는 최선을 다해 자신이 아는 바를 나누려는 사람이 많습니다. 그래서 언제나 위로와 응원을 받을 수 있습니다. 그 점은 어떠한 의학지식보다 더 소중한 사람 냄새입니다.

타인의 경험은 앞으로의 나의 치료에도 많은 참고가 됩니다. 그러나 카페의 글은 한 개인의 경험일 뿐임을 명심해야 합니다. "4기인데 나을 수 있을까요", "수술하지 않고 왜 항암 치료를 하는 거죠". 반대로 "수술은 하기 싫은데 왜 수술하자 하는 거죠", "방사선 치료 안 받는 방법은 없을까요", "방사선 치료를 하면 부작용이 생길까요". 이러한 질문을 할 수는 있겠지만 가장 중요한 점은 환자마다 상황이 모두 다르다는 점입니다. 전이된 유방암 4기 환자의 5년 생존율이 얼마나 될까요? 37% 정도 된다는 통계가 있지만 통계는 통계일 뿐입니다. 같은 4기라도 어떤 환자는 1년 만에 사망할 수도 있고, 어떤 환자는 10년 이상 살 수 있습니다. 우리는 각자 유전자 변이가 다르고, 환자의 기저질환과 몸 상태도 다 다릅니다. 그래서 암 카페에서 예후가 어떠하다라는 답변을 들어도 사실 그 환자의 상황에 해당할 뿐 환자 본인과는 분명 다릅니다. 다른 사람이 말하는 답변 그대로 받아들여서는 안 된다는 말입니다.

또한 카페의 글은 의사의 의견이 아니라는 점도 주의해야 합니다. 어떤 환자가 카페에서 A라는 약을 써서 좋아졌다는 글을 읽었다고 합시다. 이 내용을 가지고 주치의에게 가서 나도 A 약을 써달라고 해도 될까요? 앞서 말한 것과 같이 사람마다 유전자, 호르몬 양성·음성 여부, 그동안 써왔던 약, 모든 것이 다릅니다. 항암제도 환자와 상황에 따라 사용하는 순서가 달라집니다.

의사는 교과서대로 환자 개개인에 맞는 맞춤형 진료를 합니다. 치료 후 검사 주기도 당연히 환자마다 달라집니다. 어떤 환자는 병원 검사를 매달 받는데, 나는 3개월마다 받는다고 해서 불안해할 필요는 없습니다. 다른 환자는 이렇게 했다고 참고만 할 뿐이지 해당 내용을 맹신하면 안 됩니다.

암 완치로 가는 여행에 필요한
일곱 가지 지도

마지막으로 암을 경험하고 공부해 암 완치로 가는 길을 나름대로 정리해 봤습니다. 제가 가고 있는 이 길이 정답이 아닐 수 있습니다. 그러나 암 환자와 보호자가 이 지도를 보고 완치로 가는 길을 한 번쯤은 생각해 봤으면 하는 바람입니다.

1. 항암 치료를 받는 병원에서 최선을 다합니다

수술, 항암, 방사선, 이 3대 치료가 암 완치의 핵심 요소입니다. 암 생존자 대부분은 이 세 가지 치료 중 최소 한 가지 이상의 치료 방법을 통해 완치 기준인 5년 생존을 넘기고 있습니다.

지금은 2020년대입니다. 지금 우리는 1980년, 1990년, 그리고 2000년대 초반과는 아예 다른 의학 수준의 시대에 살고 있습니다. 로봇 수술의 도입, 표적, 면역, 대사항암제의 개발, 양성자, 중입자 방사선 치료까지, 의학은 암 정복을 향해 오늘도 나아가고 있습니다. 암 4기의 경우 혈액암은 완치까지 내다볼 수 있고, 전이된 고형암도 관리 가능한 병 수준으로 발전해 가고 있습니다. 그렇기 때문에 암에 걸렸다고 해서 미리 항암 치료를 겁내고 두려워할 필요가 절대로 없습니다. 부작용도 대부분 대응 가능합니다.

또한 예전과 달리 많은 70~80대 시니어들도 수술, 항암, 방사선 치료 모두를 잘 받고 계십니다. 그렇기 때문에 미리 포기하지만 않는다면 완치의 첫걸음을 무사히 시작할 수 있습니다.

단순히 채식 등에만 의존하고 기존 의학적 치료는 거부하는 자연 치유법을 저는 로또의 확률로 보고 있습니다. 기적은 물론 존재합니다. 로또 당첨자도 매번 나오니까요. 그러나 814만 분의 1의 확률에 하나뿐인 내 소중한 목숨을 걸기에는 세상에는 너무 많은 훌륭한 의사들과 약과 치료 기술들이 있습니다. 저는 의학의 힘을 믿습니다.

2. 바꿔야 살 수 있습니다

담배는 끊어야 합니다. 술은 많이 줄여야 합니다. 일주일에 한 번, 와인은 한두 잔 정도가 적당합니다. 물론 끊을 수 있다면 더 좋겠죠.

무엇보다 음식이 가장 중요합니다. 인스턴트 라면, 과자 등 가공식품과 당분이 첨가된 음료가 몸에 가장 해롭습니다. 그 외에는 저탄수화물, 중단백질, 저지방을 기준으로 먹습니다. 배가 부르게 먹으면 잘못 먹은 것입니다. 항암 치료 중에는 몸무게가 줄어도 잘못된 것입니다. 채소와 과일의 중요성은 더 말할 필요가 없습니다. 모든 영양제보다 음식이 중요합니다.

걸어야 살 수 있습니다. 산이든 들이든 동네 한 바퀴든 햇볕을 맞으며 한 걸음 한 걸음 걸으세요. 식후 혈당도 줄고 비타민 D도 자연적으로 합성되며, 몸의 모든 기능이 적절히 순환하게 됩니다.

한 달에 한 번이라도, 하루에 한 끼라도 아주 가끔씩 단식을 해보세요. 위와 장도 쉴 시간이 필요합니다. 나아가 우리 몸의 청소기인 자가포식이 활성화되면서 오래되고 망가진 세포를 없앨 수 있습니다.

3. 알아야 암을 이깁니다

우리나라 암 환자와 보호자는 의사에게 전적으로 의지하거나 아예 거부하는 극단적인 경향이 있습니다. 이는 주치의와 많은 대화를 나눌 수 없는 환경의 영향도 큽니다. 5분 진료도 지켜지기 어려운 게 현실이니까요. 의료진에게 짧은 시간 동안 많고 정확하게 물어보기 위해서는 환자와 보호자가 자신의 암에 대해, 그리고 현재 상태에 대해 최대한 자세히 알아야 합니다.

조직검사지를 연구하세요. 처방받은 약은 반드시 검색해 보세요. 약의 기전이 자세히 설명돼 있습니다. 부작용에 대해서도 자세히 나와있습니다. 해외 논문까지 찾아볼 수 있다면 더욱 좋겠죠. 요즘 구글 번역이나 네이버 파파고의 번역 실력이 상당합니다. 나아가 주치의에게 치료 대안을 제시해 볼 수도 있습니다. A라는 임상 약이 나왔는데 나도 적용할 수 있는지 물을 수 있을 정도가 되면 환자 끝판왕이라고 하겠습니다.

잘못된 정보도 걸러낼 수 있어야 합니다. 이 세상에 이것만 먹으면, 이것만 하면 낫는다는 것은 없습니다. 의학적 기반이 없는 황당무계한 암 관련 서적도 많습니다. 알지 못하면 휘둘리게 됩니다.

4. 재발을 막는 것은 우리의 몫입니다

수술, 항암, 방사선 치료를 마치고 행복하게도 몸에 암이 없다고 판정되면 3차 의료기관에서는 나에게 더 이상 해줄 것이 없습니다. 하지만 암 환자라면 누구나 재발의 두려움을 안고 살아가야 합니다. 미세잔존암이 있을지, 혹시 다른 부위에서 갑자기 암이 나타날지, 전혀 다른 2차 암이 발병할지는 아무도 모릅니다. 그래서 정기 검사가 중요하고, 개인적으로 추가 건강검진을 받는 일도 중요합니다.

면역력을 높여 몸을 회복시켜야 합니다. 고농도 비타민 C 주사, 미슬토, 자닥신 등의 면역 주사, 비타민 D 수치 유지, 오메가3, 엑스트라버진 올리브유 등 좋은 지방 섭취, 피토케미컬, 즉 커큐민·베르베린·녹차 EGCG 등의 계획적인 섭취, 그리고 기능 의학 의원에서 처방받은 대사 치료 오프 라벨 약물까지 해볼 수 있는 것은 다 해보는 겁니다.

다시 한 번 말하지만 단 하나로, 단 한 가지 방법으로 재발을 막을 수 있는 황금열쇠 같은 것은 이 세상에 존재하지 않습니다. 진인사대천명盡人事待天命은 이럴 때 쓰는 말입니다. 그래도 재발하면 또 치료받으면 됩니다. 끈질김이 힘이고 약입니다.

5. 동네 주치의를 만들어야 합니다

수술과 치료를 마친 뒤 대학병원 등 3차 의료기관을 벗어나면 대부분 집으로 돌아가게 됩니다. 그 후 통상 3개월에서 6개월마다 정기 검진을 받습니다. 그런데 그 사이사이 공백이 있습니다. 그때는 항암 치료 후유증이 몸과 마음을 짓누를 것입니다.

동네에 마음 편히 갈 수 있는 병원을 찾으세요. 가정의학과, 내과, 기능 의학 의원 어디든 상관없습니다. 암 환자를 이해해 주는 의사, 마음 편히 모든 것을 털어놓고 상담할 수 있는 병원이면 됩니다. 매달 1번씩 혈액검사를 통해 혈구 수치, 간, 신장, 이상지질혈증, 당, 전해질 수치를 확인하세요. 자신의 암에 해당하는 종양표지자 수치도 보세요.

건강 관리 수첩을 하나 만드세요. 스마트폰 메모장도 좋습니다. 그리고 적어갑니다. 그래야 이상이 발견되면 즉각 대응할 수 있습니다. 다시 암 발병 이전의 상태, 아니 그때보다 더 건강한 상태로 돌아가야 합니다. 모든 수치가 정상화될 때까지, 아니 평생동안 동네 주치의와 상의하고 적절한 처방을 받으세요. 우리는 더 건강해질 수 있습니다. 전화위복이 될 수 있습니다.

6. 평안을 찾으세요. 우리는 원래 그래왔습니다

기도는 몸과 마음의 안정을 위해 도움이 됩니다. 어떤 신을 믿든지 간에 말입니다. 내가 만든 스트레스가 암을 키웠듯이 내가 만든 평안함 역시 암을 물리칠 것입니다. 기도가 실제 치료 효과에 영향을 미치는지 실험했다는 연구도 있지만 그런 연구가 무슨 의미가 있겠습니까. 무엇보다 암 치료에 집중하고 나는 나을 수 있다는 긍정적인 확신이 가장 중요합니다.

내가 나를 믿어야 몸도 고쳐지기 시작합니다. 암을 고치는 일은 결국 내 몸의 면역 체계를 바로 세우는 일입니다.

수술, 항암과 방사선 치료, 보조 약물 등 아무리 많은 것을 더해도 마음이 몸을 포기하면 암이 몸을 지배합니다. 암 생각이 머리를 떠나지 않을 때는 밖으로 나가 바람을 쐬거나 하늘을 보세요. 물론 산도 좋습니다. 높은 곳에 올라가서 내가 머물던 세상을 내려다보면 세상 걱정이 모래알과 같이 느껴집니다. 걱정한다고 암이 사라지면 매일 걱정만 하겠다는 주치의의 말이 떠오릅니다.

웃음 치료도 좋습니다. 명상은 더욱 좋습니다. 무엇보다 잘 자는 일이 면역 회복에 1등으로 필요합니다. 잠을 이루기 어렵다면 정신과 협진도 받아보세요.

평화로운 호수에 돌멩이가 하나 던져졌다고 생각하세요. 암이라는 돌멩이는 곧 가라앉고 파장도 곧 사라집니다. 우리는 평화로운 호수처럼 다시금 아무 일 없듯이 고요해질 것입니다.

7. 당신은 혼자가 아닙니다

혼자 왔다가 혼자 가는 삶입니다. 하지만 살아있는 동안에는 혼자가 아닙니다.

우리는 그동안 잘 살아왔습니다. 부모, 형제, 자매, 친구, 의료진, 간병인, 인스타그램 팔로워, 페이스북 친구, 암 카페 동료까지, 주위를 한번 둘러보세요. 그리고 손을 내미세요.

암을 치료하는 동안 우리는 도움이 필요합니다. 거절을 두려워하지 말고 요청하세요. 누군가가 손을 내밀어 줄 것입니다. 그리고 도움을 받고 나면 나 역시 도움을 주는 삶을 살면 됩니다.

행복이 어디에 있을까요. 저는 관계에 있다고 생각합니다. 인연을 만들어가는 관계가 우리를 살아 숨 쉬게 합니다. 혼자 떠나는 여행도 결국 세상과의 관계를 맺는 일입니다.

암을 치료하는 동안 혼자 힘들어하지 마세요. 살면서 한 번쯤은 도움을 받고 살아도 괜찮습니다.

부모에게, 자식에게 미안해하지 마세요. 우리가 잘못해서 암이 생긴 것이 아닙니다. 이 역시 스쳐가는 바람과 같이 그저 자연 진화의 한 과정일 수 있습니다. 지구라는 별 속에서 지나가는 바람과 같은 일일 수 있습니다.

어느 눈이 내리는 날, 하늘에서 별이 빛나는 밤, 따스한 봄바람이 부는 날, 강렬한 태양이 내리쬐는 날 우리는 어머니에게서 태어났습니다. 그리고 사람과 어울리며 살아왔습니다.

힘든 짐은 나눠서 져도 됩니다. 그리고 나중에 꼭 갚으세요. 그러면 공평하게 아름다워질 것입니다.

우리의 삶 말입니다.

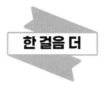

'존재'를 '비존재'로 증명하다[34)]

암흑 물질 없는 은하 관측

먼저 인문학적으로 접근해 보겠습니다. "신은 죽었다." 철학자 프리드리히 니체의 유명한 말입니다. 이 말은 유신론적일까요? 무신론적일까요? 니체가 유신론자냐 무신론자냐 하는 것과는 다른 문제입니다. 이 말만으로 판단해 보겠습니다.

신은 죽었다면 신이 없다는 얘깁니다. 신이 죽어 없어져 사라졌으니 없다는 데 초점을 맞추면 무신론적입니다. 결과론적으로 말입니다. 그러나 다른 측면을 느껴보겠습니다. 신이 죽으려면, 신은 존재했었어야 합니다. 존재했던 것만이 죽음을 가질 수 있기 때문입니다. 그러니까 신은 죽었다는 말에는 신은 존재했었는데 이제 죽어 사라졌다는 뜻이 됩니다. 즉, 유

---

34) 이 글은 제가 2019년 4월 3일 KBS 〈지식K〉에 쓴 것을 재구성했습니다.
(https://news.kbs.co.kr/news/view.do?ncd=4172373)

신론적이 됩니다. 신이 과거에 있었다는 선언입니다. 무신론은 처음부터 신이 없어야 합니다.

신은 죽었다는 선언은 그래서 양가적입니다. 있다는 것을 없다는 것으로 역으로 증명한 것일 수 있습니다. 프랑스의 현대철학자 자크 데리다식으로 읽었습니다. 데리다는 마지막에 다시 이야기 하도록 하겠습니다.

이제 과학입니다. 천문학에 관한 얘기입니다. 우주의 존재를 설명하는 영역으로 들어가면 이 수수께끼 같은 말이 다시 사용될 수 있습니다.

암흑 물질, 보이지는 않지만 존재는 한다?

암흑 물질이라는 게 있습니다. 영어로는 DARK MATTER입니다. 이 이론을 뉴욕시립대 물리학과 석좌교수인 미치오 카쿠 박사의 설명으로 이해해 보겠습니다.

우주라는 공간에는 눈에 보이는 물질, 즉 별, 은하 등은 그 공간의 4% 정도밖에 차지하고 있지 않다고 합니다. 그렇다면 나머지 공간은 비어있을까요? 아닙니다. 우주의 23% 정도는 눈에 보이지 않는 암흑 물질로 들어차 있다는 겁니다. 눈에 보이지 않으니 관측자료도 없습니다. 그럼 어떻게 보이지도 않는 물질이 있다는 것을 알 수 있을까요?

암흑 물질은 눈에 보이지는 않지만 질량을 갖고 있다고 합니다. 아인슈타인의 이론에 의하면 질량이 있는 물질은 공간을 휘게 하고 왜곡시킬 수 있습니다. 따라서 빛을 굴절시키고, 궤적을 변화시킬 수 있기 때문에 이 같은 성질을 이용해 관찰하면 간접적으로 존재를 확인할 수 있는 것입니다.

그런데 2019년 3월 국제학술지 〈천체물리학 저널 회보(Astrophysical Journal letters)〉에 아주 흥미로운 논문이 실렸습니다. 암흑 물질이 없는, 즉 결핍된 은하를 발견했다는 것입니다. 그것을 DF2와 DF4로 명명했는데 예일대 천문학과 미터 도쿰 교수팀이 그 발견의 주인공입니다.

암흑 물질, 존재의 존재를 부재로 증명하다

DF2의 은하 내부를 구성하고 있는 성단(clusters, 항성의 집단)이 눈으로 보이는 '실제 은하계의 질량과 일치하는 속도로 움직였다'는 것입니다. 암흑 물질이 있었다면 그 무게만큼 더 무거웠기 때문에 아인슈타인의 이론에 따라 공간의 모양이 달라져 속도도 달랐겠죠. 실제로 연구팀은 DF2에 암흑 물질이 있었다면 성단의 움직임이 더 빨랐을 것이라고 말했습니다. 그러나 실제 무게와 동일하게 움직였기에 이 은하에는 암흑 물질이 없다는 결론으로 이르게 됩니다. 결국 암흑 물질의 '없음'을 관찰해 내서 암흑 물질의 '있음'을 증명한 것입니다.

DF2와 마찬가지로 DF4는 UDG(Ultra-Diffuse Galaxies) '초 분산 은하'라고 불리는 상대적으로 새로운 은하인데 우리 은하계만큼 크지만 100배에서 1,000배나 많은 작은 항성들을 갖고 있어 관찰하기 어렵다고 합니다. 이 DF4 역시 '암흑 물질 결핍 은하'라고 연구팀은 설명했습니다.

그리고 연구팀은 이러한 암흑 물질 결핍 은하들의 존재가 우주에서는 특이한 일이 아니며, 앞으로 더 많이 발견할 수 있을 것이라고 밝혔습니다. 아이러니하게도 이 암흑 물질의 결핍은 암흑 물질들이 정상적인 보통의 물질들과 섞일 수 없음을 보여줌으로써 암흑 물질의 '있음'을 드러낸다고 주장했습니다.

다시 미치오 카쿠 교수의 설명으로 돌아갑니다. 앞서 말한 대로 우주의 구성을 보면 별 등 일상적인 물질 4%와 암흑 물질 23%를 더해도 27%밖에 안 됩니다. 그럼 나머지는 뭘까요? 이 미지의 73%에 대해 아인슈타인은 1917년 암흑 에너지(Dark energy)라는 개념을 도입했다가 폐기했는데 최근 관찰 기술의 발달로 다시 암흑 에너지라는 개념이 등장했습니다. 암흑 에너지의 개념이 논쟁적이듯 이번 암흑 물질에 대한 논문도 여전히 천문학계에서는 비판과 논란이 뒤따르고 있다고 합니다.

이에 대해 논문의 제1 저자인 샤니 다니엘리는 이렇게 소감을 말했습니다. "은하계의 구성 물질에 대한 우리의 이론을 지지할 더 많은 증거를 찾기를 원합니다. 그것은 우주에서 가장 큰 미스터리의 하나인 암흑 물질을 이해하는 데 한 걸음 더 나아갈 희망이 될 것입니다."

다시 인문학으로 돌아갑니다. "오, 나의 친구들이여, 친구는 없다." 그리스의 철학자 아리스토텔레스가 한 말이라고 전해지지만 정작 아리스토텔레스의 저서에는 그 문구가 없다고 합니다. 그런데 그 문장을 분석해 보면 친구가 있다는 얘긴가요 없다는 얘긴가요. 먼저 "오, 나의 친구여~" 하고 친구를 부릅니다. 현재 친분을 맺고 있는 친구일 수도 있고, 앞으로 친구가 될 사람일 수도 있습니다. 아니면 죽은 친구일 수도 있습니다. 이 이야기에는 과거와 현재, 미래가 겹쳐있습니다. 이렇게 불러놓고 '친구는 없다'고 단정 짓습니다.

친구가 되면 그 친구 가운데 둘 중의 하나는 언젠가는 죽게 됩니다. 친구를 맺는 순간 죽음에 의한 이별도 포함돼 버리는 것입니다. 그래서 서두에 언급한 철학자 데리다는 친구를 맺게 되는 행위에는 애도가 포함된다고 설명합니다. 존재와 비존재는 그렇게 겹쳐있습니다. 친구의 죽음, 앞서 말한 '신은 죽었다'는 문장 구조와 겹쳐보이지 않나요? 데리다는 우정에 관한 세미나를 항상 이 문구로 시작했다고 합니다.

존재는 '이미 항상' 비존재와 등을 맞대고 겹쳐 서있습니다. 지금까지 암흑 물질의 존재론이었습니다.

* 이 글은 제가 암을 극복하고 다시 출근해서 사실상 처음 쓴 기사입니다. 저는 2019년 3월 말까지 방사선 치료를 받았고, 그 뒤 일상에 복귀해 2019년 4월 3일에 출고했습니다. 이 글은 암에 관한 직접적인 내용은 아닙니다. 하지만 건강은 잃고 나서야 그 소중함을 알게 되었습니다. 없어야 보이는 있음, 그래서 이 기사를 쓰게 됐습니다.

암세포는 건강한 사람도 하루에 수천 개씩 만들어집니다. 암은 보이지 않지만 우리 속에 항상 있다는 말입니다. 면역이 이를 이겨내느냐 그렇지 못하느냐가 발병이라는 운명적 차이를 만들어냅니다. 암과 암이 아닌 것은 그렇게 맞닿아 있습니다.

세상의 모든 이치가 그렇다는 점을 우주적 차원에서 한 번 느껴볼 수 있는 글이라고 생각해 이 책에 옮겨 적습니다.

지금까지 이 책의 다소 어려운 부분을 읽어오셨다면 이 내용은 쉬어가는 페이지로 생각하셔도 좋습니다. 쉼, 비움은 우리에게 채움일 수 있습니다.

[참고 자료]
1. Unusual galaxies defy dark matter theory.
   (https://phys.org/news/2019-03-unusual-galaxies-defy-dark-theory.html)
2. 《평행 우주》 미치오 카쿠 저, 김영사
3. 유튜브 〈오, 나의 친구들이여 친구란 없다〉 민승기
   (https://www.youtube.com/watch?v=Gu6280GgcZ0)

나오는 말

저는 살아있습니다. 암 진단을 받을 당시 저는 4기의 암 환자였습니다. 치료를 받지 않으면 6개월밖에 살지 못한다고 들었습니다. 수술, 항암, 방사선 치료라는 3대 치료를 다 받고 완전관해라는 감사한 결과를 얻었습니다. 저는 지금 암 완치라고 보는 '암 치료 후 재발 없는 5년'을 살아냈습니다. 최종 목적지에 도달한 것입니다. 그러나 항암 치료 후 생길 수 있는 2차 암과 아예 기원이 다른 고형암 등을 겪지 않기 위해, 다음과 같이 하루하루를 살고 있습니다.

먼저 운동입니다. 젖산을 만드는 무산소 운동은 가급적 하지 않습니다. 걷는 등 유산소 운동을 통해 세포에 산소를 충분히 공급합니다. 많이도 필요 없습니다. 점심 식사 후 햇볕을 받으며 30분 정도 걷습니다. 무리는 어느 경우에도 좋지 않음을 병

치레를 하면서 깨달았습니다.

　다음은 음식입니다. 점심은 회사 근처에 샐러드를 사 먹을 수 있는 곳을 찾아다니고 있습니다. 채소와 과일은 저의 친구입니다. 특별히 음식을 가리지는 않지만 음식의 절반만 먹는다고 생각합니다. 가끔 간식도 먹습니다. 다만 식사는 모두 12시간 안에 이뤄집니다. 채식도 케톤 식이도 아닌 정상 식사를 배부르거나 배고프다는 느낌 없이 먹고 있습니다. 적당히라는 말이 딱 맞습니다. 가끔은 햄버거나 라면 등 일탈을 하기도 하지만 일주일에 한두 번에 그치고 있습니다.

　대사 치료용 약과 보충제도 저의 또 다른 동반자가 됐습니다. 메트포르민과 스타틴으로 혈당과 지질을 정상치에서 낮은 수준으로 유지하려고 노력합니다. 오메가6, 비타민 B군, 녹차 EGCG, 우르솔산, 베르베린, 커큐민 등 보충제는 가능하면 리포솜Liposome, 파이토솜Phytosome, 즉 인지질을 결합해 흡수율을 높인 제형이거나 고흡수율High Absorption이라고 돼 있는 것을 고르고 있습니다. 간과 신장에 무리를 주지 않는 선에서 최대 함량으로 먹고 있습니다.

고농도 비타민 C 주사는 관해 후 완치 전까지는 주 1회 정도, 완치 판정 이후에는 월 1회 정도 하고 있습니다. 물론 매월 병원에서 혈액검사를 통해 몸의 균형이 흐트러지지 않았는지 확인하고 있습니다. 역시 무리는 병을 부른다고 생각하기에 중도, 균형을 유지하기 위해 노력하고 있습니다. 예를 들어 저용량 아스피린도 위장 장애가 있어 먹기를 중단했습니다.

나를 위해 최선이 무엇일까 항상 찾아보고 공부하고 전문가와 이야기를 나누고 있습니다. 암 완치까지 가는 길에 정답은 없기 때문입니다. 막막한 우주에 던져졌지만 탈출구는 있을 것이라 믿습니다.

저는 의사가 아닙니다. 이 책은 제가 온 발자취를 적은 것일 뿐입니다. 많은 것을 알아가고 배워가고 있습니다. 이 책을 읽는 암 환우와 보호자, 그리고 일반 독자께서는 아, 저 사람은 저렇게 완치를 위해 노력했구나, 이런저런 방법이 있구나, 나도 공부해야겠다는 생각이 들었다면 이 책의 목적은 다한 것입니다.

의사의 처방을 대신하는 것은 암이라는 여행에 절대로 존재하지 않습니다. 모든 것을 상의하십시오. 다시 한 번 강조합니다. 동네 주치의를 만드십시오. 기능 의학 의원, 내과, 가정의학 의원 모두 상관없습니다. 우리의 목소리를 들어주는 의사면 됩니다. 그리고 알아야 질문할 수 있습니다. 이 책은 질문거리를 위한 재료일 뿐입니다. 지식과 지혜를 쌓아가다 보면 우리는 생존을 넘어 온전하고 다시 평온해진 삶의 길을 걸으며 서로 만날 수 있을 것입니다. 저도 바로 앞에 말씀드린 일곱 가지 완치로의 길을 지도를 보며 가고 있습니다.

문의 사항이 있으시면 제 개인 이메일 jyh215@gmail.com으로 연락 주시면 최선을 다해 답변해 드리겠습니다.

삶은 혼자가 아닙니다. 함께 암 완치의 종착역에서 즐겁게 손을 흔들 수 있었으면 좋겠습니다.

이 책을 쓸 때 도움을 받은 정보

책

《암 정복 연대기》 남궁석 저, 바이오스펙테이터, 2019

《의학통계의 기초》 아사이 타카시 저, 성지민 · 이복순 역, 퍼시픽북스, 2014

《표적항암치료 안내서 제1판》 Elaine Vickers 저, 전인상 역, 가본의학서적, 2020

《종양학》 서울대학교 의과대학 편, 서울대학교출판부, 2009

《내 몸 안의 주치의 면역학》 하기와라 기요후미 저, 황소연 역, 전나무숲, 2019

《바이오의약품 시대가 온다》 김시언 · 이형기 저, 청년의사, 2020

《면역항암제를 이해하려면 알아야 할 최소한의 것들》 도준상 저, 바이오스펙테이터, 2020

《하이탑 고등학교 생명과학 2》 동아출판, 2021

《암환자의 증상 관리와 재활 100문 100답》 지원진료센터 저, 국립암센터, 2014

《유전성 암 100문 100답》 국립암센터 저, 국립암센터, 2020

《먹어서 병을 이기는 법》 윌리엄 리 저, 신동숙 역, 흐름출판, 2020

《식사가 잘못됐습니다 2 실천편》, 마키타 젠지 저, 문혜원 역, 더난출판
　　사, 2020

《암환자의 슬기로운 병원 생활》 김범석 저, 아카데미북, 2020

《항암 치료란 무엇인가》 김범석 저, 아카데미북, 2019

《암, 나는 나 너는 너》 김범석 저, 아카데미북, 2019

《프셉마음》 유미옥 저, 드림널스, 2021

《암 치유 면역력의 놀라운 힘》 장석원 저, 중앙생활사, 2021

《암을 굶기는 치료법》, 제인 멕러낸드 저, 홍수진, 진희연, 홍인표, 하태국
　　역, 한솔의학서적, 2020

《히스타민 증후군》 김상만 저, 아침사과, 2020

《암의 분자생물학》 Lauren Pecorino 저, 김우영 역, 월드사이언스, 2021

《암에 대해 알아야 할 모든 것》 서울대학교암병원 저, 서울대학교출판문
　　화원, 2020

《방사선으로 치료할 수 있는 7가지 암》 임채홍 저, 중앙생활사, 2019

《호스피스 완화간호》 이병숙 등 공저, 학지사메디털, 2019

《자가포식》 제임스 클레멘트, 크리스틴 로버그 저, 이문영 역, 라이팅하
　　우스, 2021

《쉽게 쓴 후성유전학》 리처드 C. 프랜시스 저, 김명남 역, 시공사, 2013

《처음 듣는 의대 강의》 안승철 저, 궁리출판, 2018

《암은 대사질환이다》 Thomas N. Seyfried 저, 홍수진·이창선 외 역, 한

솔의학서적, 2015

《대사치료 암을 굶겨 죽이다》 나샤 윈터스, 제스 히긴스 켈리 저, 암대사
    연구회 역, 처음북스, 2018

《의사 사용 설명사》 황세원 저, 라온북, 2021

《일반혈액검사 판독법》, Sadamu Okada 저, 안상현 역, 대한의학서적,
    2013

《약국에서 알려준 궁금한 약 이야기》 박정완 저, 조윤커뮤니케이션, 2017

《림프종 바로알기》 대한혈액학회, 림프종연구회 저, 고려의학, 2019

《최고의 암 식사 가이드》 연세암병원장 노성훈 외 공저, 비타북스, 2021

《암환자, 이렇게 먹어라》 서울성모병원장 홍영선 외 공저, 북하우스엔,
    2020

《병리학 이야기》 나카노 토우루 저, 김혜선 역, 영진닷컴, 2019

《케톤하는 몸》 조셉 머콜라 저, 김보은 역, 판미동, 2020

《병리학》 시가 미쓰구 감수, 정세환 역, 성안당, 2021

《암용어사전》 국립암센터 편, 국립암센터, 2019

《아빠를 위하여》 석동연 저, 북로그컴퍼니, 2019

《습관이 건강을 만든다》 윤영호 저, 예문아카이브, 2018

《단식 모방 다이어트》, 발터 롱고 저, 신유희 역, 지식너머, 2019

《유전체, 다가온 미래 의학》 김경철 저, 메디게이트뉴스, 2019

《면역의 힘》 제나 마치오키 저, 오수원 역, 윌북, 2021

《등면역》 서재걸 저, 블루페가수스, 2019

《장내세균의 역습》 에다 아카시 저, 박현숙 역, 비타북스, 2020

《슈퍼휴먼》 데이브 아스프리 저, 김보은 역, 베리북, 2020

《최수용의 기능의학 해설》 최수용, 가온해미디어, 2020

《암을 극복하는 생활》 키이스 I. 블록 저, 이종균 외 역, 전나무숲, 2015

유튜브

- 〈TV허대석〉 허대석 서울대학교병원 혈액종양내과 교수가 운영하는 채널로 암에 대한 깊이 있고 정확한 정보를 제공해 줍니다.
- 〈닥터 덕(Dr Duk)〉 기능 의학을 하는 김덕수 포항 닥터웰의원 원장의 채널입니다.
- 〈닥터까막눈〉 기능 의학을 하는 최진석 하동 참사랑연합의원 원장의 채널입니다.
- 〈염창환 의학박사 TV〉 암 부작용 대응과 기능 의학을 하는 염창환 병원 원장의 채널입니다.
- 〈김자영의 미토 TV〉 김자영 미토의원 원장의 체널입니다.
- 〈교육하는 의사! 이동환 TV〉 《이기는 몸》의 저자가 운영하는 채널입니다.
- 〈이웃집닥터 김혜연의 기능의학 TV〉 기능 의학을 하는 김혜연 하이맵 클리닉 원장의 채널입니다.
- 〈이재형TV〉 이재형 해암요양병원 원장의 사이트입니다. 대사 치료 강의가 있습니다.

- 〈홍수진〉《암 굶기는 치료법》, 《암은 대사 질환이다》를 번역한 의사입니다.
- 〈루가앤더슨〉 김호용 엘 엔더슨병원 원장의 채널로 대사 치료 강의가 있습니다.
- 〈기능의학플러스〉 기능 의학 관련 정보와 강의가 있습니다.

암 대사 치료 및 기능 의학 카페, 블로그

- 대사 치료를 알린 제인 멕러낸드 사이트

  www.howtostarvecancer.com

  www.facebook.com/groups/off.label.drugsforcancer/(비공개그룹)
- 실전 암 치료 off label 약물 암세포 굶겨 죽이기(암 대사 치료)

  cafe.naver.com/greeny0a9e

  (대사 약물 및 보충제를 처방해주는 병원 리스트가 있습니다.)
- 암을 관해시키는 대사치료 cafe.naver.com/starvecancer
- 기능의학 PLUS cafe.naver.com/healthnhealing
- 블로그 The 건강한 삶 https://blog.naver.com/ymgilman

- 아름다운 동행 cafe.naver.com/livehope
- 폐암 : 숨사랑 모임 cafe.naver.com/lung
- 림프종 : 림사랑 cafe.daum.net/lovenhl
- 유방암 : 유방암이야기 cafe.naver.com/uvacenter
- 암 : 암정모 cafe.naver.com/cancer7575
- 백혈병 : 한국백혈병환우회 cafe.naver.com/leukemia
- 간암 : 우리간사랑 cafe.naver.com/vetaserver

참고사이트

- 한국혈액암협회 kbdca.or.kr
- 서울대학교암병원 cancer.snuh.org
- 연세암병원 cancer.severance.healthcare
- 서울아산병원 cancer.amc.seoul.kr
- 삼성서울병원 암병원
  samsunghospital.com/home/cancer/main/index.do
- 가톨릭대학교 서울성모병원 암병원 cmcseoul.or.kr/cancer
- 건양대학교병원 암센터 kyuh.ac.kr/cancer
- 분당차병원 암센터 bundang.chamc.co.kr

중 앙 생 활 사 Joongang Life Publishing Co.
중앙경제평론사｜중앙에듀북스 Joongang Economy Publishing Co./Joongang Edubooks Publishing Co.

중앙생활사는 건강한 생활, 행복한 삶을 일구는 신념 아래 설립된 건강 · 실용서 전문 출판사로서
치열한 생존경쟁에 심신이 지친 현대인에게 건강과 생활의 지혜를 주는 책을 발간하고 있습니다.

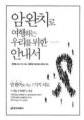

암 완치로 여행하는 우리를 위한 안내서

초판 1쇄 발행 ｜ 2021년 11월 10일
초판 2쇄 발행 ｜ 2023년 8월 15일

지은이 ｜ 정영훈(YoungHun Jong)
감   수 ｜ 문정해(JungHae Moon)
펴낸이 ｜ 최점옥(JeomOg Choi)
펴낸곳 ｜ 중앙생활사(Joongang Life Publishing Co.)

대   표 ｜ 김용주
기   획 ｜ 백재운
책임편집 ｜ 정은아
본문디자인 ｜ 박근영

출력 ｜ 삼신문화 종이 ｜ 에이엔페이퍼 인쇄 ｜ 삼신문화 제본 ｜ 은정제책사

잘못된 책은 구입한 서점에서 교환해드립니다.
가격은 표지 뒷면에 있습니다.

ISBN 978-89-6141-280-3(03510)

등록 ｜ 1999년 1월 16일 제2-2730호
주소 ｜ ⑦ 04590 서울시 중구 다산로20길 5(신당4동 340-128) 중앙빌딩
전화 ｜ (02)2253-4463(代) 팩스 ｜ (02)2253-7988
홈페이지 ｜ www.japub.co.kr 블로그 ｜ http://blog.naver.com/japub
네이버 스마트스토어 ｜ https://smartstore.naver.com/jaub 이메일 ｜ japub@naver.com
♣ 중앙생활사는 중앙경제평론사 · 중앙에듀북스와 자매회사입니다.

도서
주문
www.**japub**.co.kr
전화주문 : (02) 2253 - 4463

https://smartstore.naver.com/jaub
네이버 스마트스토어

중앙생활사/중앙경제평론사/중앙에듀북스에서는 여러분의 소중한 원고를 기다리고 있습니다. 원고 투고는 이메일을
이용해주세요. 최선을 다해 독자들에게 사랑받는 양서로 만들어드리겠습니다. **이메일** ｜ japub@naver.com